Let's go!
고교학점제

보건과 세특 가이드북

우옥영 · 김예령 · 김영숙 · 김정운 · 김지학
김진선 · 김현하 · 김혜진 · 박지민 · 배상미
이선희 · 이슬기 · 이은희 · 장대환 · 최윤호

2024. 10.

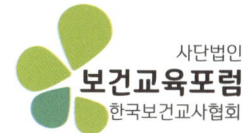

사단법인
보건교육포럼
한국보건교사협회

고교학점제 시행에 따른
보건과 세특 가이드 북

CONTENTS

Chapter 1　고교학점제와 2022 개정 보건과 교육과정

- 010　고교학점제의 이해
- 014　2022 개정 보건과 교육과정의 이해
- 030　세부능력 및 특기사항 작성하기

Chapter 2　영역별 세부능력 및 특기사항 작성 예시와 참고도서 안내

- 046　건강증진과 질병예방
- 060　정서와 정신건강
- 074　성과 건강
- 092　건강안전과 응급처치
- 108　건강자원과 건강문화

Chapter 3　부록-참고자료

- 124　학교 교육과정 지원
- 129　연간 학습계획안 예시
- 135　평가계획서 예시
- 153　보건수업 사례

보건과 세특 가이드 북

저 자

우 옥 영	(사)보건교육포럼 이사장, 경기대 교육대학원 보건교육 전공 교수
김 예 령	문산고등학교 보건교사
김 영 숙	수택초등학교 보건교사
김 정 운	효양고등학교 보건교사
김 지 학	시흥은행중학교 보건교사
김 진 선	남양주다산고등학교 보건교사
김 현 하	강릉고등학교 보건교사
김 혜 진	서울양목초등학교 보건교사
박 지 민	호평고등학교 보건교사
배 상 미	용인백현고등학교 보건교사
이 선 희	안양고등학교 보건교사
이 슬 기	원주고등학교 보건교사
이 은 희	점촌고등학교 보건교사
장 대 환	용산고등학교 보건교사
최 윤 호	선부고등학교 보건교사

보건과 세특 가이드 북

인 / 사 / 말

안녕하세요?

지난 수십 년 동안 큰 변화가 없었던 학교 현장과 보건교사의 보건교육에 2007년 학교보건법 개정으로 보건교과 도입과 보건교사의 교육적 직무가 강화되고 2021년 보건교사 2인 배치 법령이 마련된 데 더하여, 최근 2022 개정 교육과정의 공표로 향후 더욱 많은 변화가 생길 것으로 예고되고 있습니다.

2022 개정 교육과정은 지난해 '국민과 함께 하는 교육과정 개정'을 기치로 시작되어, 그 개정 과정에서 보건 과목의 내용이 유례없이 중요한 사회적 쟁점으로 부각되었으며, 2025년부터 현재 시범운영중인 고교학점제의 전면 시행이 공표되는 한편, 국가교육과정에 대하여 조사·분석·점검을 할 수 있고, 그 결과를 국가교육과정에 반영하도록 노력하여야 한다는 법률이 개정됨에 따라, 교육과정 운영과 관련하여 교원 정원, 환경 조성 등 교육과정 지원 방안을 마련하도록 교육과정이 고시되었습니다.

그래서 교육부를 비롯하여 각 교과에서는 학점제를 포함하여 2022 개정 교육과정을 어떻게 적용할 것인지 준비 작업 중이고, 여러 가지 지원 방안이 논의 중이며, 초중고 각 학교에서 필요하면 교육과정에 없어도 다양한 선택과목을 도입하도록 하고 있고, 특히 고교학점제는 올해부터 일부 적용하면서 점차 확대해 갈 방침임을 공표한 바 있습니다.

이에 따라 학생들이 보건과목을 선택하는 학교들도 상당히 늘고 있습니다. 그동안 상황에 따라 다양한 형태로 보건수업을 오랫동안 담당해 온 보건 선생님들이지만, 이는 또 새로운 도전이 아닐 수 없을 것입니다. '만일 우리 학교에서 아이들이 보건과목을 선택한다고 하면 나는 어떻게 해야 하지?', '학생들은 입시에 상당히 예민할 텐데 과세특 작성은 또 어떻게 해야 하지?' 하는 고민이 당연히 생길 것이고, 신규 발령을 받았거나 저 경력인 선생님, 고등학교 선생님이라면 더욱 그럴 것입니다.

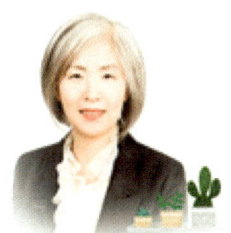

   이에 우리 (사)보건교육포럼에서는 이렇게 고군분투하는 선생님들께 도움을 주고자 작년에 발간한 「고교학점제 보건과 교육 가이드북」에 이어, 「보건과 세특 가이드 북」을 발간하게 되었습니다. 앞의 총론에서 학점제에 대한 간단한 소개와 2022 개정 보건과 고등학교 교육과정 안내, 과세특에 대한 이해와 작성법, 각 단원별 성취기준에 따른 세특 예시, 추천 도서, 성취기준과의 연계 등을 제시하여 현장에서 활용하기 쉽도록 구성하였습니다. 아직은 2015 개정 교육과정의 적용을 받고 있는 점을 고려하여, 세특 예시는 2015 개정 보건과 교육과정과 2022 개정 보건과 교육과정을 함께 제시하였습니다.

   이 책은 선구적인 실천을 하는 현장 선생님과 전문가들이 피곤한 와중에도 늦은 밤과 이른 새벽 시간에 서로 모이고 논의하며 격려하면서 만들어 낸, 헌신적인 마음과 소중한 땀방울이 담긴 책입니다. 혹 미흡한 점이 있더라도 시작이 반이고, 우리가 만든 길이 보건교육의 다음 작업의 토대가 될 거라고 앞에 나선 마음을 이해해 주시고 앞으로 잘 발전시켜 나갔으면 좋겠습니다.

   이 책을 발간하기 위해 오랜 시간 노력해 주신 김영숙, 김진선, 김혜진, 이선희 선생님을 비롯한 (사)보건교육포럼 집행부와 저자 선생님들, 그리고 자문에 힘써 주신 김대유 교수님, 송승훈 선생님(국어교사모임 편집국장), 널리 지지와 성원을 보내주신 여러 선생님들께 감사드리며, 앞으로 이 책이 현장에서 널리 잘 활용되기를 바래 봅니다. 감사합니다.

2023년 9월
(사)보건교육포럼 이사장
우 옥 영

Chapter 1

01 고교학점제와 2022 개정 보건과 교육과정

01 고교학점제의 이해
02 2022 개정 보건과 교육과정의 이해
03 세부능력 및 특기사항 작성하기

Chapter 1. 고교학점제와 2022 개정 보건과 교육과정

1 고교학점제의 이해

1.1 학생 선택권을 보장하는 학점제

학점제의 개념

학점제란 사전적으로는 '학점을 단위로 해 졸업하는 제도', 혹은 '대학이나 대학원에서 일정한 학점을 이수하여 졸업하도록 하는 제도'로 정의된다. 한편 '교과별 이수 성취기준에 도달한 학생에게 학점을 부여함으로써, 각 과목별 학점이 누적되어 설정해 놓은 최소 졸업학점에 도달하는 학생에게 졸업을 이수하는 제도'(김희규, 2010)처럼 기존 교육과정의 큰 변화 없이 성취기준의 도달 여부를 중심으로 정의되기도 한다.

그러나 사회적 요구를 감안할 때 '학생 중심의 교육과정'과 '학생의 선택권', '성취 요건 충족'의 의미를 살려서 '학생을 중심으로 요구되는 교육과정을 다양하게 구성하고, 최소 필수 과정 외에는 학생이 필요한 학점을 스스로 선택하여 배우도록 하며, 일정한 기준에 도달한 학생에게 학점을 부여하고, 누적 학점이 최소 졸업학점에 도달하는 학생에게 졸업을 이수하는 제도'로 정의할 수 있다.

우리나라에서는 오랫동안 학점제가 아닌 단위제로 교육과정을 운영해왔는데, 단위제는 사전적으로 '일정한 학과의 이수 단위를 기준으로 하여 졸업 여부를 결정하는 제도'를 말한다. 그동안 우리나라의 초중고에서는 이 방식을 채택하여 학교에 기준일 수 만큼 출석 요건만 충족하면(2/3) 졸업을 인정받을 수 있도록 해 왔다.

〈표 1〉 현행 단위제와 학생 중심의 새로운 학점제상 비교

	현행 우리나라의 단위제	학생 중심의 새로운 학점제
교육과정의 성격	**1교과 1과목제**, 10개 교과 중심의 획일적 교육과정	학생의 관심, 적성 및 직업, 흥미, 수준을 고려한 다양한 교육과정, 1교과 다과목제
학생이 학습할 교과의 결정	필수교과: 국가, 선택교과: 학교	필수 학습량의 최소화: 필수는 국가, 그 외에는 학생 선택
이수 요건	기준 시간 출석	학업 성취 기준 충족, 기준학점
평가방식 및 특성	100점 만점 총점제, 상대평가 (현재 교과별 **절대평가 모색 중**) 학생 성적에 따른 서열화	과목별 성취기준 이수여부 및 성취수준 평가, **과목별 절대평가**

	현행 우리나라의 단위제	학생 중심의 새로운 학점제
평가 주체	교육부 훈령에 따라 교사가 평가	교육부는 기본 가이드 교사의 전문적 판단에 따른 평가 (연구를 통한 가이드라인 제공)
대학 입시	국영수 위주의 총점평가, 기타	학생의 선택 학점, 대학 학과의 특성에 따른 평가, 기타

학생 중심의 학점제 의의와 방향

첫째, 학생의 요구는 학생 스스로 판단하도록 한다. 그동안 학생을 대변하는 교사와 학부모, 이를 대변하는 교육전문직, 이들을 대변하는 행정가로 이어지는 국가교육과정의 결정 과정은 학생들의 요구와는 너무 거리가 멀고, 그 사이에 교과의 이해, 관료의 이해, 정치적 이해가 개입될 소지가 매우 크다는 비판이 있어왔다. 그러므로 최소한의 필수 과정 외에는 학생이 직접 자신의 요구를 스스로 판단하도록 하고, 이러한 판단을 도울 수 있는 장치를 마련하도록 해야 한다.

둘째, 학생들의 수준별·영역별 요구를 학교의 정규 교육과정으로 담도록 한다. 이는 획일적인 교육과정을 전제로 한 이전의 우열반 수업이나 방과 후 비정규 보충수업과는 다른 것이다. 학생들은 이전과는 달리 수준별·영역별로 위계화된 정규 교육과정 중에서, 자신들의 수준과 적성, 관심에 맞게 필요한 교육을 받을 수 있도록 해야 한다. 특히 생활기술·직업교육 영역을 강화해야 할 것이다.

셋째, 학생들은 서로 다른 소질과 적성, 생활의 요구를 존중받는 가운데 학업성취 여부를 확인하고 피드백을 할 수 있도록 평가가 이루어져야 한다. 평가는 전 과목에 대한 획일적인 총점으로 환산되는 서열화 방식이 아니라, 성취기준과 아이들의 특성을 반영하여 여러 영역에서 이루어지도록 해야 한다. 학생들은 어느 한 분야에서 학업성취가 높지 않아도, 그 외의 다른 분야에서 우수성을 보일 수 있고, 과목별 성취의 조합도 다양할 수 있기 때문이다. 이러한 특성을 반영하여 특정한 영역이 특화된 특성화 학교도 제대로 기능할 수 있다.

즉, 학생 중심의 학점제는 정부와 교육전문가를 위주로 논의되어 온 교육과정을 학생의 요구를 위주로 학생의 역량을 강화하며 스스로 결정하도록 교육과정을 재편하는 것을 의미한다. 이는 교사 중심의 학교 민주화로부터 학생을 중심에 두는 학교 민주화로의 전환의 의의를 갖는 것으로 볼 수 있다.

또한, 학생들이 학교를 통하여 다양한 요구를 충족할 수 있는 방안을 모색함으로써, 아주 특별한 분야 외에는 사교육의 수요를 감소시킬 수 있게 되고, 획일적 교육과정을 토대로 학교 서열화의 논리적 기반이 되었던 학업 격차의 문제도 다른 방식으로 완화시키는 의미가 있을 것이다.

Chapter 1. 고교학점제와 2022 개정 보건과 교육과정

그리하여 학생들은 지금과 같은 과도한 사교육이나, 획일적인 총점으로 서열화 된 학교, 혹은 교실에서 성적의 고저에 따라 분리된 채 경험해야 했던 위화감으로부터 다양한 영역의 장점을 인정받고 서로 다른 수준의 학생들이 함께 생활하며 배우는 보다 건강한 관계와 분위기로 변화될 수 있을 것이다.

만일 이 학점제가 제대로 운영될 수 있는 여건이 마련된다면 학부모 및 교사와의 관계도 보다 행복하고 생산적인 소통을 할 수 있게 될 것이다. 여기에 직업교육, 대입제도 등의 대안이 마련된다면 학점제 도입은 단순히 절대평가를 도입하고 학점을 선택하게 하는 기술적인 문제가 아니라, 사회적 변화를 반영하여 교육철학 및 교육과정의 패러다임을 새롭게 바꾸는 개혁의 문제가 될 수 있을 것이다.

고교학점제란

고교학점제란 학생이 기초 소양과 기본 학력을 바탕으로 진로·적성에 따라 과목을 선택하고, 이수 기준에 도달한 과목에 대해 학점을 취득·누적하여 졸업하는 제도, 즉 학생이 공통과목을 이수 후, 진로·적성에 따라 과목을 선택하여 이수하고 이수 기준에 도달한 과목에 대해 학점을 취득·누적하여 졸업하는 제도이다.

고교학점제의 추진 일정

	기반 마련	운영체제 전환	제도의 단계적 적용		고교학점제 전면 적용
	~2021년	2022년	2023년	2024년	2025년~
수업량 기준	단위	단위 (특성화고: 학점)	학점		학점
총 이수학점	1~3학년 204단위	1학년 204단위	1학년 192학점	1학년 192학점	1학년 192학점
		2학년 204단위	2학년 204단위	2학년 192학점	2학년 192학점
		3학년 204단위	3학년 204단위	3학년 204단위	3학년 192단위
책임교육	준거 개발	교원 연수 시도·학교 준비	공통과목(국어, 수학, 영어) 최소 학업성취수준 보장 지도		전 과목 미이수제 도입
평가제도		진로선택과목 성취평가제 (공통, 일반선택 9등급 병기)			모든 선택과목 성취평가제 (공통과목 9등급 병기)

고교학점제가 도입되면

개인별 시간표 자신의 희망 진로와 적성을 토대로 학업계획을 수립하고, 수강신청을 통해 시간표를 구성합니다.

졸업요건 과목별로 출석률(3분의2)과 학업성취율(40%)을 종합해 3년간 192학점 이상 취득하면 졸업하게 됩니다.

수업다양화 다른 학교와 온오프라인 공동교육과정으로 다양한 과목을 듣고, 대학, 연구기관 등의 전문가도 수업에 참여합니다.

내신성적 공통과목(1학년)을 제외한 모든 선택과목(2~3학년)에 성취평가제가 도입되어, 학생의 성취수준 도달 여부를 평가합니다.

학교공간 학생들은 시간표에 따라 교실을 이동하며 수업하게 되고 학교 공간은 가변형 교실, 온라인 학습실, 홈베이스 등으로 다양해집니다.

Chapter 1. 고교학점제와 2022 개정 보건과 교육과정

2 2022 개정 보건과 교육과정의 이해[1]

1) 기본방향

- 건강에 대한 지식, 태도, 기술 함양으로 학습자의 삶과 성장을 지원하고, 일상의 건강 생활 실천 및 자신과 공동체의 건강관리 능력을 창의적, 포용적, 주도적으로 향상시킬 수 있도록 교육과정을 개발한다.

- 생활과 연계하여 균형 있는 시각으로 약물, 성, 정서를 조절하고, 감염병, 암 등 질병 예방과 관리를 배우는 한편, 다양한 응급상황에 대한 대응 능력 제고로 건강 문제를 공동체가 함께 해결하며 행복하고 안전한 생활을 추구하도록 한다.

- 급변하는 디지털 시대의 건강 정보와 의료 서비스의 특성을 탐색하고, 디지털 리터러시를 포함한 건강 정보 및 건강자원의 활용능력을 향상시키며, 건강문화 및 제도 개선, 기후 위기 및 약자의 건강 옹호 등 건강지향적 사회환경을 탐색하여 모두의 건강을 추구하도록 한다.

- 현장의 요구와 미래사회 변화, 국제적 추세에 부응하여 교과 역량, 즉, 건강 역량을 중심으로 내용 영역을 재구조화하고 학습량을 적정화하며, 초·중·고등학교 보건교육의 연계성 및 현장의 자율성을 강화하도록 한다.

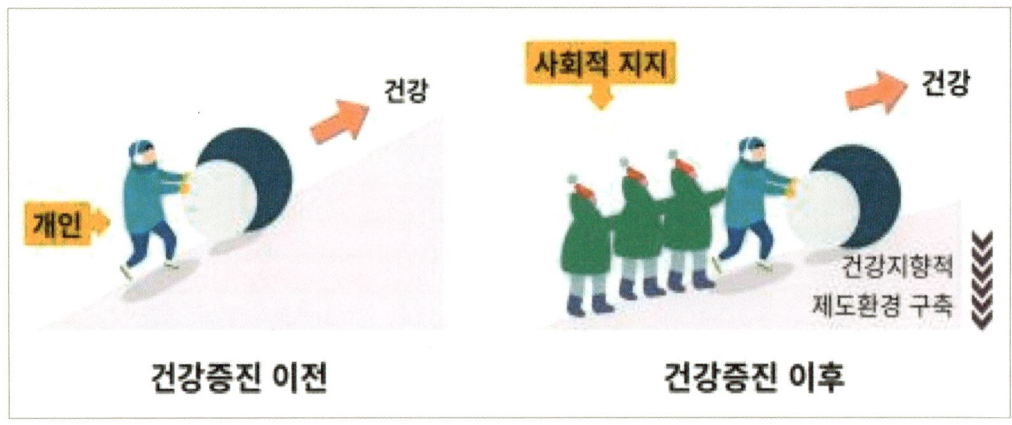

[그림1] 건강증진과 사회적 지지, 건강지향적 환경[2]

---

1) 우옥영 외, 2022 개정 보건과 교육과정 시안(최종안) 개발 연구, 교육부, P.40~44.
2) 우옥영 외, 2022 개정 보건과 교육과정 시안(최종안) 개발 연구, 교육부, P.41.

2) 2022 개정 보건과 교육과정 설계의 개요[3]

- 보건과 교육과정은 보건과의 성격 및 정체성에 기초하여 2022 개정 교육과정 총론을 반영함으로써, 학생들이 건강 역량을 함양하여 생활 속에서 건강을 실천하며 건강하고 행복한 시민으로 성장하는 데 필요한 자질을 갖추도록 설계하였다. 이를 위해 건강과 질병, 보건 의료에 대한 지식을 바탕으로 자유와 평등, 공동체, 성인지, 문화 다양성, 내용 영역 대응, 지속 가능한 발전, 디지털 소양 등 건강한 시민성을 함양하도록 하였다.
- **건강역량**은 일상의 건강을 관리할 수 있는 **건강관리 역량**, 건강문제가 있을 때 이를 해결할 수 있는 **건강문제해결 역량**, 자신만이 아니라 공동체의 건강을 함께 옹호하며 사회적 환경을 개선할 수 있는 **건강옹호 역량**을 통합한 것으로 설정하였다.
- 하위 소양 및 능력으로는 인문학적 소양, 공동체, 디지털 미디어 문해력을 포함한 건강 문해력, 비판적·균형적인 사고력, 심미적 감성, 협력적 의사소통 능력을 포함한 건강생활 기술 활용 능력, 건강 정보와 자원의 활용 능력, 협업 능력, 창의적 문제 해결 능력으로 설정하였다.

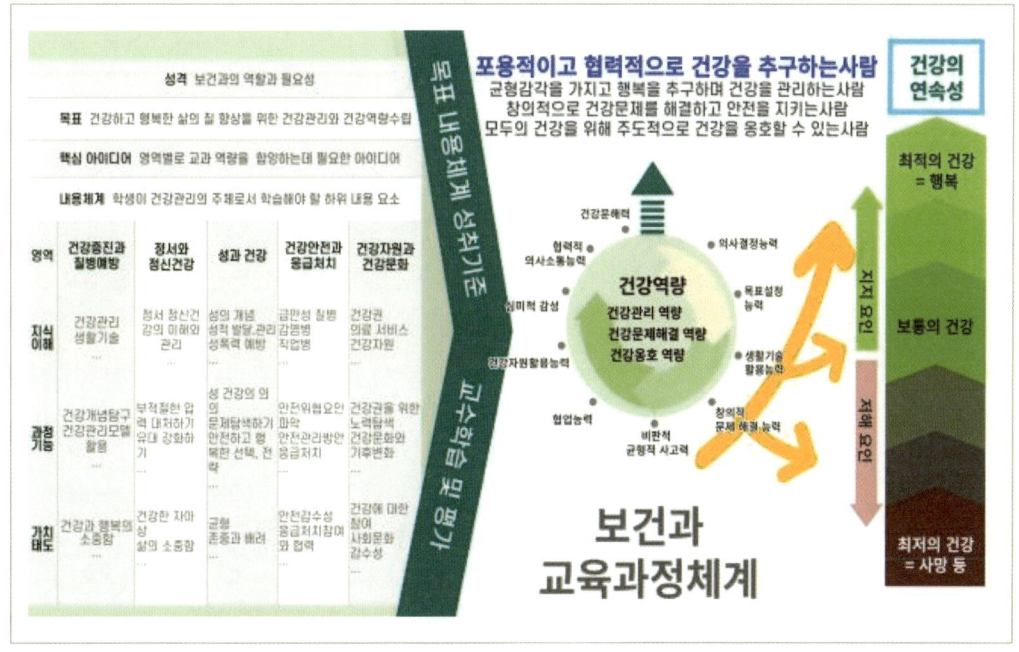

[그림 2] 보건과 교육과정 설계의 개요

---
[3] 교육부 고시 제2022-33호. [별책19] 고등학교교양교과교육과정. p.106.

3) 주요 중점 개정 내용

내용 영역 및 내용 요소

• 학습자의 삶과 성장 지원, 개인적 사회적 건강생활 실천 및 개인과 공동체의 건강 역량의 제고, 건강지향적 사회 환경 추구 등에 주안점을 두고 교육과정의 성격과 목표, 내용 체계와 내용 요소, 성취기준, 교수·학습 및 평가 방향 등에 보건 과목의 역량을 반영하였다.

건강 문해력(health literacy), 협력적 의사소통 능력, 심미적 감성, 창의력, 건강 정보와 건강자원의 활용 능력 등을 토대로 '건강관리 역량, 건강문제해결 역량, 건강옹호 역량' 강화

(내용 요소) 다차원적 건강 개념과 건강 영향 요인, 건강관리의 역사와 건강관리 제도, 건강관리 모델, 건강에 대한 사회적 지지 및 역할과 책임, 건강안전, 건강문제해결, 건강옹호(1영역, 2영역, 4영역, 5영역)

• 생활과 연계하여 공감과 포용력, 균형 있는 시각으로 몸과 마음에 대한 이해와 존중, 건강 영향 요인 관리와 사회적 지지를 모색하며 물질, 성, 정서 조절 능력을 높이고, 공동체의 건강을 추구하는 태도로 건강 지향적 환경을 위한 제도 개선을 모색하고, 안전과 행복을 추구할 수 있게 내용 체계 영역 및 내용 요소를 재구조화하였다.

(내용 영역) 정서와 정신건강(2영역), 성과 건강(3영역) 영역 분리

(내용 요소) 몸과 마음의 신호, 내적인 힘, 유대, 지지체계 강화, 성인지 감수성 등

(성취기준) [12보건03 – 03] 사랑과 성적자기결정권을 사회적 조건과 함께 균형 있게 탐색하여 안전하고 행복한 선택을 위한 대처전략을 세우고 실천·옹호한다.

- 건강과 관련한 위험을 사전에 파악하고 예방하며, 질병이 있어도 개인적으로만 대처하는 것이 아니라 공동체가 함께 '질병과 함께 건강하게 살아가기'를 배우고 응급상황에 함께 대처하며 여러 가지 방안과 제도를 탐색하여 모두가 행복하고 안전한 생활을 지향할 수 있도록 구성하였다.

(내용 영역) 건강과 안전(4영역)

(내용 요소) 질병과 함께 건강하게 살아가기 탐색 및 계획 세우기 등

(성취기준) [12보건04 – 02] 인체의 기초 생리와 병리에 대한 이해를 바탕으로 주요 급·만성 질병의 위험요인을 사회적 조건과 관련지어 탐색하고 대비하여 질병이 있어도 함께 건강하게 살아갈 수 있도록 관리한다.

- 미래 변화에 유연하게 대응할 수 있도록 공동체 가치, 디지털 소양, 기후변화, 균형 있는 정보 활용 및 건강문화 등 건강한 환경 개선이 가능하도록 내용 체계, 성취기준 등에 반영하였다.

(내용 요소) 기후변화, 지속가능한 발전을 위한 협력과 연대, 공동체, 디지털 AI, 건강 정보와 보건의료 서비스를 포함한 건강자원의 변화와 활용 방안 제안하기, 미디어 문해력, 국제 연대(5영역) 등 학습량을 적정화하고 현장의 자율성을 고려하여 성취기준을 상위개념으로 대강화하였다.

(성취기준) 26개로 조정, 성취기준 기술을 상위개념으로 대강화

교수·학습 및 평가 개선

교수학습 방향	• 건강이 신체와 정신, 개인과 사회의 역동적 상호작용 과정임을 이해하고, 생활 속의 다양한 영향요인을 고려하여 건강한 대처 기술과 건강 역량을 발전시켜 자신과 공동체의 건강증진을 도모할 수 있도록 하였다.
	건강의 가치, 개념, 영향요인, 건강관리 방법 인식, 단순한 지식 탐구에 그치지 않고 생활과 연계한 탐구, 건강관리 계획 및 전략 수립, 건강에 유익한 선택 생활화
	– 다양한 유혹과 압력, 사고와 위험, 질병과 응급상황 등에 대처하여 건강 문제에 대처하고 해결할 수 있도록 생활 기술 단련, 건강자원 활용
	– 건강에 유익한 사회 문화적 요소들을 탐구, 편견과 고정관념, 차별 등 유해한 사회 문화적 요소들을 올바로 인식하고 균형 있게 변화 모색
	– 자신만이 아니라 개인, 가족, 공동체의 건강 옹호, 삶의 질 향상 및 행복을 추구

교수학습 방법	• 학습자가 중심이 되어 탐색하고 창의적으로 문제 해결을 위해 접근하며, 개인과 가족, 공동체를 옹호하는 교수·학습 과정이 되도록 하였다.
	– 가치 탐구, 실생활 적용을 위해 다양한 상황과 맥락을 고려한 시뮬레이션
	– 건강 이슈 토의·토론, 문제 해결, 조사, 프로젝트, 탐구학습 등
	– 디지털 미디어 활용 원격 수업, 가상공간 활용 수업, 학습자 맞춤형 수업
	– 건강 지식과 기술, 건강정보·자원 선택·적용을 위한 다양한 체험 학습, 실험 실습, 건강옹호 활동, 지역사회 연계 학습

평가방향	• 실천이 중요한 생활교육의 성격과 특성 반영, 최적의 건강 상태에 도달할 수 있도록 건강 역량을 함양하기 위해 다양한 활동에 대한 과정 중심 평가를 기본으로 하였다.
	– 건강의 여러 측면, 영향 요인, 건강 중시 태도, 건강관리 방법, 건강 지식 평가 – 실생활에서 건강 실천을 할 수 있는 역량 평가 (건강 기술 및 자원 활용 능력 등) – 기후변화, 디지털 기술 발달 등으로 인한 새로운 건강 문제에 창의적이고 주도적으로 대응하는 태도와 지식, 역량에 대한 평가

평가방법	• 수행평가, 서술형 및 논술형 평가, 개별 맞춤형 피드백 강화 등의 평가를 적절하게 혼합하였다.
	– 학습 과정 및 생활 속의 건강관리에 대한 지속적인 성찰과 개선을 도모 – 대면 수업과 원격 수업에서의 평가, 서로 다른 환경을 고려한 평가, 다양한 학습자를 위한 평가 고려

4) 2022 개정 보건과 교육과정 내용 체계 및 성취기준

🎵 건강증진과 질병예방

핵심 아이디어	• 건강은 우리 삶의 질에 중요한 가치를 가지며 총체적으로 행복한 상태를 추구하는 공통성이 있지만 여러 측면이 있으므로 해석과 수용이 다양하다. • 개인과 공동체의 건강증진은 건강에 영향을 미치는 다양한 요인을 고려한 포용성, 시민성을 토대로 건강관리 역량을 강화하고, 공동체가 함께 전략을 수립하며 협력적으로 실천할 때 가능하다.	
범주	**내용 요소**	**성취기준**
지식·이해 / 건강과 건강증진	• 다차원적 건강 개념과 건강영향요인 • 건강지표와 건강 평가 • 건강관리의 역사와 제도 및 모델 • 건강에 대한 사회적 지지와 역할 및 책임	[12보건01-01] 건강 개념과 건강영향요인을 다양한 관점으로 탐구하여 개인과 공동체의 건강 증진을 추구하는 태도를 갖는다. [12보건01-02] 몸과 마음의 신호와 건강지표를 통해 개인적, 사회적 건강 상태를 평가하여 건강관리를 계획하고 생활화한다. [12보건01-03] 생애주기별 건강 특성을 고려한 건강관리 전략을 건강관리 제도와 연관지어 탐색한다. [12보건01-04] 건강관리의 역사를 통해 건강관리에 대한 관점과 전략을 비판적으로 검토하여 건강관리 및 제도 변화 모색에 시사점을 적용한다. [12보건01-05] 개인·공동체의 질병예방과 건강관리에 건강생활기술과 건강관리모델을 적용하여 평가하고, 국가적·국제적 수준의 건강문제와 이에 대한 건강옹호 방안을 탐색한다.
지식·이해 / 신호와 생활주기	• 몸과 마음의 신호와 변화 • 생애주기별 건강 특성과 건강관리 및 제도	
지식·이해 / 질병예방과 건강생활기술	• 개인과 공동체, 국가의 질병예방과 건강관리 • 건강생활기술과 건강자원 • 개인·공동체·국가의 건강옹호와 협력 및 네트워크	
과정·기능 / 건강이해	• 건강의 가치와 다차원적 개념 탐구하기 • 건강요구와 지지·장애요인 분석하기 • 생애주기별 건강 특성을 제도와 연관하여 이해하기	
과정·기능 / 건강탐구	• 몸과 마음의 신호를 평가하고 해석하기 • 건강상태 및 건강관리 모델을 평가하여 건강관리 계획하기 • 건강 지표를 분석하여 활용하기	
과정·기능 / 실천적용	• 건강관리하기 • 네트워크 활용 및 건강옹호하기	
가치·태도	• 건강 가치화와 건강관리 및 건강증진 실천 의지 • 건강지향적 환경 개선 의지 • 소통과 협력하며 반성과 개선 인식 • 건강관리의 생활화	

정서와 정신건강

핵심 아이디어	• 물질 오·남용과 행위 중독은 개인과 사회의 건강 및 사회 문제와 관련이 있으므로 문제에 대처할 수 있는 내적인 힘, 생활기술과 지지체계 및 환경조성이 중요하다. • 감정, 성격, 유대 등 정신건강을 이루는 요소들은 개인적 특성과 사회, 문화, 환경적 요인의 상호 작용에 영향을 받으며 삶의 질에 영향을 준다.	
범주	내용 요소	성취기준
지식·이해 / 중독과 건강	• 의약품 오·남용 • 물질 및 행위 중독	[12보건02-01] 의약품 오·남용의 개인적, 사회적 위험과 영향요인을 분석하고 문화적 제도적 변화를 고려하여 의약품을 안전하게 선택할 수 있다. [12보건02-02] 물질 및 행위 중독의 특성, 위험과 영향요인을 분석하고, 개인적, 사회적 측면에서 중독 예방과 지지체계를 탐색하여 제시한다. [12보건02-03] 정서·정신건강을 이루는 요소와 관련된 개인적, 사회적 요인을 연계하여 탐구하고, 자아 존중감과 회복 탄력성 및 유대 증진 방안을 도출하여 건강을 관리한다. [12보건02-04] 감정 및 정서가 삶에 미치는 영향과 행복 및 스트레스, 우울·불안·질병 등을 초래하는 상황의 조건과 의미를 탐구하여, 개인과 공동체의 행복한 삶의 양식을 지지한다. [12보건02-05] 삶과 죽음 및 상실의 개인적, 사회적, 문화적 의미와 이에 대한 질문을 스스로 구성하고 응답하여, 삶의 소중함을 깨닫고 죽음·상실에 대한 쟁점에 대해 의사 결정을 할 수 있다.
지식·이해 / 정서·정신건강	• 정서·정신건강 이해 • 감정과 성격의 이해와 관리 • 우울 및 불안과 스트레스 관리 • 삶과 죽음·상실의 개인적·사회·문화적 의미	
과정·기능 / 건강이해 건강탐구 실천적용	• 정서·정신건강의 의의와 영향 요인을 탐색하여 관리하기 • 약물과 중독의 기전을 이해하고 조절하기 • 건강하고 안전한 선택을 지지하고 다양성을 존중하며 지지체계 및 제도 개선하기 • 정서·정신건강의 문제와 위험을 사회적 환경과 연계하여 관리하기 • 감정과 성격을 사회적 조건과 관련지어 이해하고 행복한 삶의 양식 발전시키기 • 내적인 힘, 생활기술 및 미디어와 자원을 활용하여 유혹과 압력, 폭력에 대처·옹호하기	
가치·태도	• 건강한 자아상과 유대 및 행복 추구 • 자아 존중감과 회복 탄력성 • 위험요인 감수성 및 중독에 대한 사회적 관점과 비판적 태도	

성과 건강

핵심 아이디어		• 성 건강은 개인과 가족의 행복과 국가 발전에 중요한 토대가 된다. • 성의 다양한 측면에 대해 사회적 맥락을 고려하여 평등하고 균형 있는 시각으로 이해하는 것이 성 건강관리의 기초가 된다.	
범주		내용 요소	성취기준
지식·이해	성과 성 발달	• 성의 다양한 개념 • 생애주기별 성적 특성과 관리 • 성적 발달과 건강관리 • 신체상과 몸에 대한 권리	[12보건03-01] 성의 개념과 생애주기별 성적 특성을 성인지적 관점에서 탐색하여 건강하고 행복한 성 의식과 성문화 및 환경을 추구한다.
	사랑, 권리와 책임	• 사랑과 성적자기결정권 • 성 건강 및 권리와 임신·피임·미혼부모 • 성 역할과 성인지 감수성	[12보건03-02] 성적 발달과 신체상 및 몸에 대한 권리에 대해 알아보고 성 건강을 관리하며 개선방안을 제안한다.
	성문화와 위험관리	• 성 건강문제와 성매개감염병 및 위험 이슈 • 성문화와 성폭력·성매매 예방대책 • 성미디어 문해력 • 성 건강 관련 제도와 정책	[12보건03-03] 사랑과 성적자기결정권을 사회적 조건과 연계하여 균형 있게 탐색하여 안전하고 행복한 선택을 위한 대처전략을 세우고 실천·옹호한다.
과정·기능	건강이해 건강탐구 실천적용	• 성 건강문제를 균형 있게 탐색하여 건강을 관리하고 개선하기 • 성과 건강, 발달, 사랑, 위험, 담론에 작용하는 요인 탐색하기 • 안전하고 행복한 선택이 가능한 조건을 탐색하여 관리하고 실천하기 • 성 건강 관련 제도와 정책 및 환경을 탐색하여 건강관리에 적용하고 개선·옹호하기	[12보건03-04] 성 건강 및 권리의 사회적 맥락을 탐색하여 생리, 임신과 피임, 미혼부모 등 건강관리에 균형 있게 적용하고 대안을 모색하는 태도를 갖는다. [12보건03-05] 성매개감염병을 포함하여 성 건강을 위협하는 문제들을 성문화 및 성 역할과 관련지어 비판적으로 탐색하여 건강관리에 적용하고 성미디어 문해력 향상을 포함한 개인적·사회적 대안과 제도 개선을 제안한다.
가치·태도		• 개인과 공동체의 행복과 안전·평등 추구 • 비판적이고 균형 있는 태도 • 공감과 객관화 및 균형 • 건강을 저해하는 편견과 차별 및 위험 요인 감수성 • 취약성에 대한 주의	[12보건03-06] 성폭력을 포함한 성 건강 관련 쟁점 이슈들에 대해 다양한 입장의 근거와 맥락, 고정관념, 차별, 불평등한 상황을 파악하여 건강관리에 적용하고, 법과 제도·문화 등 변화 방안을 제안·옹호한다.

건강안전과 응급처치

핵심 아이디어	• 생활 속에는 늘 위험이 있을 수 있고, 이러한 건강위험은 문제가 되기 전에 대체로 신호가 있으며, 도미노처럼 주변의 문제로 이어질 수 있으므로, 건강 안전을 위해서는 개인과 공동체의 안전감수성, 사전 위험요인 평가, 참여와 협력에 기반한 예방 및 대비 체계가 필요하다. • 위급 상황에서 골든타임 내 안전 수칙 및 응급처치의 신속하고 정확한 적용과 적절한 자원 및 협력 체계는 사망 및 손상 악화 방지와 질병 회복의 결정 요인으로 작용한다.

범주		내용 요소	성취기준
지식·이해	건강 안전	• 건강 안전과 개인적 사회적 위험요인 • 암·심혈관계 질환 등 주요 급·만성 질병과 직업병 안전관리·제도 • 면역과 감염병 관리체계 및 제도	[12보건04-01] 건강 안전의 의미와 사회적 영향요인, 위험요인을 평가하고, 개인·공동체·국가 수준의 예방과 대처, 안전 문화를 포함한 건강안전 지향적 환경 개선을 탐색하고 실천한다. [12보건04-02] 인체의 기초 생리와 병리에 대한 이해를 바탕으로 주요 급·만성 질병의 위험요인을 사회적 조건과 관련지어 탐색하고 대비하여 질병이 있어도 함께 건강하게 살아갈 수 있도록 관리한다. [12보건04-03] 감염병과 면역의 원리를 이해하고 개인과 공동체가 지켜야 할 건강수칙과 대응 방안을 사회적 차원에서 비판적으로 탐색하여 생활에 적용한다. [12보건04-04] 직업병과 근로 조건, 작업 환경을 포함한 영향요인 및 법과 제도를 분석하여 안전 수칙을 포함한 예방관리 방안 및 개선방안을 제안한다. [12보건04-05] 다양한 응급상황에서 심폐소생술 및 자동심장충격기 사용을 포함한 응급처치 방법을 익혀서 협력적으로 적용하며, 응급의료체계와 자원의 활용을 포함한 건강 안전 방안을 탐색하고 발전시킨다.
	사고예방 응급처치	• 공동체 문화와 건강 안전 및 자원 • 안전수칙과 응급처치·협력체계 및 제도	
과정·기능	건강이해	• 개인과 공동체의 위험요인을 평가하고 예방·대처방안 탐색하기 • 인체와 주요 급만성 질병의 기초 생리와 병리 이해하기 • 질병과 함께 건강하게 살아가며 건강한 환경 추구하기	
	건강탐구 실천적용	• 위험 상황에서 협력적으로 건강과 안전을 지키는 수칙, 제도를 탐색하여 활용하기 • 다양한 응급처치와 심폐소생술 및 자동심장충격기 사용을 익히고 협력 체계와 자원을 탐색하여 다양한 응급상황에 대처하기	
가치·태도		• 건강과 안전에 대한 공동체 감수성 • 공감과 협력적 소통 • 응급처치 및 협력적 대처 방안 탐색 및 실천 의지	

건강자원과 건강문화

범주		내용 요소	성취기준
핵심 아이디어		<ul><li>건강 수준은 성, 가정환경, 경제 수준 등에 따라 차이가 있으므로 건강에 대한 권리의식과 책임의식, 균형 있는 가치관에 기반한 건강옹호와 사회적 환경 개선이 필요하다.</li><li>디지털 기술과 미디어, 인공지능 시대의 보건의료 환경 및 의료서비스의 급격한 변화는 사람들의 건강 정보와 건강자원의 선택 및 활용에 영향을 미친다.</li><li>인류의 건강을 위협하는 부적절한 관행 및 기후·생태환경의 변화는 지속가능한 사회를 위한 건강문화와 환경조성에 공동체의 책임감과 연대를 필요로 한다.</li></ul>	
지식·이해	건강권과 건강자원	<ul><li>건강권의 역사와 의료보장</li><li>건강정보와 보건의료서비스 체계</li><li>건강자원과 건강정책 및 제도·건강지향적 환경</li><li>디지털·인공지능 시대 건강자원</li></ul>	[12보건05-01] 건강권과 건강자원 관련 제도의 발전 과정을 이해하고 비판적으로 탐색한다. [12보건05-02] 권리의식과 책임감을 가지고 건강증진을 위한 건강자원의 활용 가능성, 제도와 정책 개선 방안 제안 등 건강 지향적 환경을 탐색하고 옹호한다. [12보건05-03] 디지털·인공지능 시대에 따른 보건의료서비스 및 제도, 건강정보의 변화를 탐색하고 관련된 쟁점을 종합하여 균형 있게 활용하고 개선방안을 제안한다. [12보건05-04] 기후변화가 건강에 미치는 영향을 탐색하고, 지속가능한 사회를 위한 개인·국가·세계의 협력과 연대, 옹호 활동의 실천 방안을 탐색한다. [12보건05-05] 개인과 사회의 건강 인식·선택·행위에 미치는 건강 신념·규범·관행·미디어의 영향을 분석하여 개인과 공동체의 건강관리에 유익한 건강문화 형성과 확산 방안을 제시한다.
	건강문화	<ul><li>건강 문해력과 건강 데이터·디지털 문해력</li><li>기후변화와 사회적 건강문제 및 국제 연대</li><li>건강 신념·규범·관행 등 건강문화와 지속 가능한 환경</li></ul>	
과정·기능	건강이해 건강탐구 실천적용	<ul><li>건강권 보장을 위한 사회·제도적 노력과 건강지향적 환경 개선을 탐색하고 제안하기</li><li>디지털·인공지능 건강정보와 보건의료서비스를 포함한 건강자원의 변화와 활용 방안을 제안하기</li><li>건강문화와 기후변화가 개인과 공동체의 건강과 윤리에 미치는 영향을 탐색하여 지속가능한 발전을 위한 협력과 연대, 옹호하기</li></ul>	
가치·태도		<ul><li>건강정보·자원의 비판적 탐색과 활용 생활화</li><li>건강과 상호 작용하는 사회적·문화적 요인에 대한 감수성</li><li>공동체 건강문제에 대한 심미적 감수성</li></ul>	

5) 2022 개정 VS 2015 개정 보건과 성취기준 비교

영역 및 성취기준 수	2022 개정	2015 개정
	5개 대단원, 성취기준 26개	4개 대영역, 11개 핵심영역, 성취기준 35개

건강증진과 질병예방

2022	2015
[12보건01-01] 건강 개념과 건강영향요인을 다양한 관점으로 탐구하여 개인과 공동체의 건강 증진을 추구하는 태도를 갖는다.	[12보01-01] 건강에 대한 다양한 관점을 비교하여 건강에 대한 총체적 개념을 이해하고, 다양한 건강 영향 요인과 관련지어 가족·지역 사회 등 공동체의 건강 증진 방안을 제시한다.
[12보건01-02] 몸과 마음의 신호와 건강지표를 통해 개인적, 사회적 건강상태를 평가하여 건강관리를 계획하고 생활화한다.	
[12보건01-03] 생애주기별 건강 특성을 고려한 건강관리 전략을 건강관리 제도와 연관지어 탐색한다.	[12보02-01] 생애 주기별 건강 요구 및 지지 요인과 장애 요인을 탐색하여 개인, 가족, 사회 수준의 생애 주기별 건강 증진 전략을 제시한다.
[12보건01-04] 건강관리의 역사를 통해 건강관리에 대한 관점과 전략을 비판적으로 검토하여 건강관리 및 제도 변화 모색에 시사점을 적용한다.	[12보01-02] 지역 사회, 국가 수준에서 활용되는 건강 지표의 의미를 해석하고, 건강 관리 측면에서 수준별 건강 지표를 비교·분석한다.
[12보건01-05] 개인·공동체의 질병예방과 건강관리에 건강생활기술과 건강관리모델을 적용하여 평가하고, 국가적·국제적 수준의 건강문제와 이에 대한 건강옹호 방안을 탐색한다.	[12보07-01] 흡연·음주, 일탈 등 건강을 위협하는 다양한 상황 속에서 건강 증진을 위한 협상, 거절, 갈등 관리 등 적절하고 효과적인 의사소통 기술을 선택하여 적용한다. [12보07-02] 공동체의 건강 의사 결정 사례를 합리성을 근거로 평가하고, 공동체의 건강 문제 해결을 위한 목표 설정, 대안 탐색, 조정, 계획 수립, 실천 및 평가 등 의사 결정 방안을 제시한다. [12보07-03] 국가적, 국제적 수준에서 직면한 건강 문제를 탐색하고, 건강 정보·자원의 활용과 관련지어 건강 증진 옹호 활동에 참여한다.

정서와 정신건강

2022	2015
[12보건02-01] 의약품 오·남용의 개인적, 사회적 위험과 영향요인을 분석하고 문화적 제도적 변화를 고려하여 의약품을 안전하게 선택할 수 있다.	[12보04-01] 약물 오·남용이 건강에 미치는 영향을 탐색하고 의약품의 안전한 사용법을 제시한다.
[12보건02-02] 물질 및 행위 중독의 특성, 위험과 영향요인을 분석하고, 개인적, 사회적 측면에서 중독 예방과 지지체계를 탐색하여 제시한다.	[12보04-02] 흡연·음주의 폐해와 위험 요인을 조사하고 흡연·음주 예방 및 대처 방법을 옹호한다.
[12보건02-03] 정서·정신건강을 이루는 요소와 관련된 개인적, 사회적 요인을 연계하여 탐구하고, 자아 존중감과 회복 탄력성 및 유대 증진 방안을 도출하여 건강을 관리한다.	[12보06-01] 자아존중감과 회복 탄력성의 관계 및 중요성을 이해하고, 회복 탄력성 증진을 위한 실천 방안을 제시한다.
[12보건02-04] 감정 및 정서가 삶에 미치는 영향과 행복 및 스트레스, 우울·불안·질병 등을 초래하는 상황의 조건과 의미를 탐구하여, 개인과 공동체의 행복한 삶의 양식을 지지한다.	[12보06-02] 불안·우울 등의 감정을 유발하는 요인을 탐색하고, 자원 활용, 환경 개선 등 개인·사회적 대처 방안을 제시한다. [12보06-03] 자살을 유발하는 개인·사회적 위험 요인과 관련지어 개인·사회적 대처 방안을 제시한다.
[12보건02-05] 삶과 죽음 및 상실의 개인적, 사회적, 문화적 의미와 이에 대한 질문을 스스로 구성하고 응답하여, 삶의 소중함을 깨닫고 죽음·상실에 대한 쟁점에 대해 의사 결정을 할 수 있다.	[12보06-04] 정신 건강 문제에 대한 편견이 개인·사회에 미치는 영향을 탐색하고, 정신 건강 증진 및 편견 해소 방안을 고안한다.

성과 건강

2022	2015
[12보건03-01] 성의 개념과 생애주기별 성적 특성을 성인지적 관점에서 탐색하여 건강하고 행복한 성 의식과 성문화 및 환경을 추구한다.	[12보05-01] 섹슈얼리티의 개념과 생애 주기별 성적 특성을 이해하고, 건강한 섹슈얼리티를 갖기 위한 개인, 공동체의 대안을 제시한다.
[12보건03-02] 성적 발달과 신체상 및 몸에 대한 권리에 대해 알아보고 성 건강을 관리하며 개선방안을 제안한다.	[12보05-01] 섹슈얼리티의 개념과 생애 주기별 성적 특성을 이해하고, 건강한 섹슈얼리티를 갖기 위한 개인, 공동체의 대안을 제시한다.

2022	2015
[12보건03-03] 사랑과 성적자기결정권을 사회적 조건과 연계하여 균형 있게 탐색하여 안전하고 행복한 선택을 위한 대처전략을 세우고 실천·옹호한다.	[12보05-02] 이성 간의 사랑 및 성적 자기 결정권에 영향을 미치는 요인과 관련하여 바람직한 성적 자기 결정권의 기준을 제시한다.
[12보건03-04] 성 건강 및 권리의 사회적 맥락을 탐색하여 생리, 임신과 피임, 미혼부모 등 건강관리에 균형 있게 적용하고 대안을 모색하는 태도를 갖는다.	[12보05-06] 준비된 임신과 피임의 중요성을 이해하고, 미혼모, 저출산에 대한 관점의 차이와 영향 요인을 탐색하며, 국가별 미혼모, 저출산 관련 정책 및 지원 대책을 비교·분석하여 개선점을 제시한다.
[12보건03-05] 성매개감염병을 포함하여 성 건강을 위협하는 문제들을 성문화 및 성 역할과 관련지어 비판적으로 탐색하여 건강관리에 적용하고 성미디어 문해력 향상을 포함한 개인적·사회적 대안과 제도 개선을 제안한다.	[12보05-05] 성 매개 감염병의 특성과 현황을 탐색하고, 개인·사회적 측면에서 예방법을 제시한다. [12보05-03] 성희롱·성폭력·성매매 유발 요인 및 관련 법·정책과 관련지어 개인·공동체·국가 수준의 예방 대책을 토론한다.
[12보건03-06] 성폭력을 포함한 성 건강 관련 쟁점 이슈들에 대해 다양한 입장의 근거와 맥락, 고정관념, 차별, 불평등한 상황을 파악하여 건강관리에 적용하고, 법과 제도·문화 등 변화 방안을 제안·옹호한다.	[12보05-04] 성 문화, 성 의식에 영향을 미치는 개인·사회적 요인과 관련지어 개인·공동체·국가 수준의 개선 방안을 제시한다.

건강안전과 응급처치

2022	2015
[12보건04-01] 건강안전의 의미와 사회적 영향 요인, 위험요인을 평가하고, 개인·공동체·국가 수준의 예방과 대처, 안전 문화를 포함한 건강안전 지향적 환경 개선을 탐색하고 실천한다.	[12보08-01] 건강과 안전을 위협하는 인적·물리적·사회적 영향 요인 등을 평가하고, 개인·공동체·국가 수준의 안전사고 예방과 안전 문화 정착을 위한 방안을 토론한다. [12보08-02] 차별, 학대, 폭력이 건강과 안전에 미치는 영향을 평가하고, 법 및 정책과 관련지어 공동체·국가 수준의 개선 방안을 제시한다.
[12보건04-03] 감염병과 면역의 원리를 이해하고 개인과 공동체가 지켜야 할 건강수칙과 대응 방안을 사회적 차원에서 비판적으로 탐색하여 생활에 적용한다.	[12보03-03] 감염병 발생 기전 및 증상을 탐색하고, 감염병의 예방과 관리를 위한 병문안 예절 등 개인적, 사회적 대처 방안을 제안한다.

2022	2015
[12보건04-04] 직업병과 근로 조건, 작업 환경을 포함한 영향요인 및 법과 제도를 분석하여 안전 수칙을 포함한 예방관리 방안 및 개선방안을 제안한다.	[12보08-03] 근로 조건, 작업 환경 등과 직업병의 관계를 이해하고, 주요 직업병의 현황 및 문제점을 조사하여 직업병의 예방법과 발생 시 대처 방안을 제시한다.
[12보건04-05] 다양한 응급상황에서 심폐소생술 및 자동심장충격기 사용을 포함한 응급처치 방법을 익혀서 협력적으로 적용하며, 응급의료체계와 자원의 활용을 포함한 건강 안전 방안을 탐색하고 발전시킨다.	[12보09-01] 상황별 사례와 연계하여 생활 속 응급 처치의 원리와 방법을 익히고, 상황별 응급 처치 방법을 올바르게 시연한다. [12보09-02] 심폐소생술의 적용 원리에 대한 이해를 바탕으로 심폐소생술과 자동제세동기의 사용법을 시연한다. [12보09-03] 응급 의료 체계와 응급 의료 기관의 이용 방법을 탐색하고, 테러, 화재, 붕괴, 각종 체험 활동시 안전사고 예방 및 구조를 위한 안전 수칙을 제시한다.

건강자원과 건강문화

2022	2015
[12보건05-01] 건강권과 건강자원 관련 제도의 발전 과정을 이해하고 비판적으로 탐색한다.	[12보10-05] 보건 의료 서비스와 의료 보장 제도의 특성을 비교하고, 각각의 기능과 역할을 이해하여 주체적 선택과 활용 방안을 모색한다.
[12보건05-02] 권리의식과 책임감을 가지고 건강증진을 위한 건강자원의 활용 가능성, 제도와 정책 개선 방안 제안 등 건강 지향적 환경을 탐색하고 옹호한다.	[12보10-01] 헌법, 학교보건법, UN 아동권리협약 등 건강과 안전에 대한 법적 권리를 이해하고 국가 및 국제 차원에서의 건강·안전권 보호 제도와 구제 절차를 평가한다.

○ 총론

2022	2015
	[12보10-02] 건강 및 안전 정보 매체의 종류와 특성을 이해하고, 건강 및 안전 자원을 탐색하여 사회권으로서의 건강권을 평가한다.
[12보건05-03] 디지털·인공지능 시대에 따른 보건의료서비스 및 제도, 건강정보의 변화를 탐색하고 관련된 쟁점을 종합하여 균형 있게 활용하고 개선방안을 제안한다.	[12보10-03] 인공 임신 중절, 자살, 안락사 등 건강 문제와 관련된 윤리적 쟁점을 평가하고, 계층·지역별 건강 격차를 줄이기 위한 방안을 토론한다.
[12보건05-04] 기후변화가 건강에 미치는 영향을 탐색하고, 지속가능한 사회를 위한 개인·국가·세계의 협력과 연대, 옹호 활동의 실천 방안을 탐색한다.	[12보10-04] 조류인플루엔자(avian influenza), 신종인플루엔자, 중동호흡기증후군 등 공동체 건강 문제가 사회적 쟁점화가 되는 사례와 관련지어 건강 정책 수립 시 집단 간의 관점 조정을 위한 이익 단체, 시민 단체, 언론, 전문가, 일반 시민 등 다양한 집단의 기능과 역할을 제시한다.
	[12보11-01] 건강 신념·관행·미디어 등이 건강에 미치는 영향과 관련하여 건강 증진 개선 방안에 적용한다.
[12보건05-05] 개인과 사회의 건강 인식·선택·행위에 미치는 건강 신념·규범·관행·미디어의 영향을 분석하여 개인과 공동체의 건강관리에 유익한 건강문화 형성과 확산 방안을 제시한다.	[12보11-02] 생명과 죽음에 대한 인식이 다른 다양한 문화 속에서의 헌혈, 장기 기증, 장례 문화 등의 현황을 조사·비교하여 문제점과 개선 방안을 제시한다.
	[12보11-03] 장애인, 다문화 가족 등 사회적 소수자·약자에 대한 건강 정책 사례를 문화적 측면에서 평가하고, 문화적 다양성이 건강 정책에 미치는 영향과 관련지어 개선 방향을 제시한다.

Chapter 1. 고교학점제와 2022 개정 보건과 교육과정

3 세부능력 및 특기사항 작성하기

1) 세부능력 및 특기사항이란?

- 성취 기준별 평가 기준에 따라 학교생활기록부의 세부능력 및 특기사항을 기재한다. 즉 '상/중/하'의 평가에 의한 내용과 학생이 무엇을 할 수 있는지, 학생이 제시된 목표에 도달했는지를 세부능력 및 특기사항에 기술한다. 특히 학생의 성취 목표의 도달 과정과 결과의 연관 관계를 기재하는 것이 중요하다.

- '세부능력 및 특기사항(세특)'은 학교생활 중 수업 시간에 학생이 참여하고 보여준 활동, 객관적으로 확인할 수 있는 활동을 바탕으로 개인적 특성을 교사가 기재하는 항목이다.

- 교과별 평가 기준과 대학의 각 학과에서 중요하게 생각하는 핵심어(key word)에는 연관성이 있다. 고교 과정을 성실히 이수하고 참여한 학생이 대학 수학 능력이 있다고 인정하기 때문이다.

- 세특에서 중요한 것은 교과 수업에서 의문을 갖고 지식 확장을 위해 다양하게 정보를 찾고, 탐구하는 과정을 보여주는 것이다. 여기서 정보를 찾거나 책을 읽고 고민해야 하는 요소가 생기는데, 특히 자신의 전공에 맞는 좋은 책 선정은 좋은 세특으로 이어진다.

> **초·중등교육법 시행규칙 제21조(학생생활기록의 기재내용 등)**
>
> ①항의 기재 내용 중
> 5. 교과학습 발달상황: 학생의 재학 중 이수 교과, 과목명, 평가 결과 및 학습활동의 발전 여부 등*
> 「학교생활기록 작성 및 관리지침」(교육부훈령 제433호) 해설 및 기재 요령
> **별표9(교과학습발달상황 평가 및 관리)에서 주요 용어 정의**
> 가. 수행평가: 교과 담당교사가 교과 수업 시간에 학습자들의 학습과제 수행 과정 및 결과를 직접 관찰하고, 그 관찰 결과를 전문적으로 판단하는 평가 방법이다.
> 나. 성취기준: 학생들이 교과를 통해 배워야 할 내용과 이를 통해 수업 후 할 수 있거나 할 수 있기를 기대하는 능력을 결합하여 나타낸 활동의 기준을 의미하며, 학생의 특성·학교 여건 등에 따라 교육과정 및 교과서 내용을 분석하여 교과협의회를 통해 재구조화할 수 있다.
> **제15조(교과학습발달상황)**
> '세부능력 및 특기사항'에서는 학생들의 특성을 보다 구체적으로 기술한다. 학생들의 교과 특성은 교사가 교과학습 평가 및 수업 과정에서 수시·상시로 기록한 내용을 중심으로 교과의 전

> 영역을 고려하여 종합적으로 기술한다.
> ※ '세부능력 및 특기 사항'의 기술은 성취기준과 성취수준에 근거하여 학생 개인의 성취과정과 성취특성이 명료히 드러나도록 하되, 수업에서 이루어진 활동의 단순 나열이나 이미 성취기준에 명시된 지식의 단순 서술은 지양함.

출처: 2023학년도 학교생활기록부 기재요령-고등학교
※ 각 시도에 따라 생활기록부의 기재 요령이 세부적으로 약간 다를 수 있으므로 참고하기 바람.

2) 세부능력 및 특기사항에는 무엇을 어떻게 기재하나요?

기재에 대하여[4]

1 어떻게 기재할까요?

- 교수학습 과정에서 교사가 직접 관찰하고, 이를 기록한 내용을 바탕으로 학생의 성장이 드러나게 기재합니다.
  - 교사의 관찰기록은 평가 결과 및 교육활동의 구체적인 사실에 근거하되, 학생의 성장이 드러나게 합니다.
  - 학생의 자기평가, 동료평가 등 과정중심 평가의 기록 등은 참고자료로 활동하되, 그대로 기재하지 않습니다.
- 지식, 기능, 태도 및 교과 역량 등 교육과정의 성취기준을 바탕으로 학생 개인의 잠재력과 역량이 드러나도록 기재합니다.
- 교과와 관련된 학생의 흥미, 관심분야, 적성이나 진로 등이 드러나도록 기재합니다.
- 교과 학습 중 학생이 보여 준 강점 및 학습목표 성취를 위한 노력과 성장 등이 드러나도록 기재합니다.

2 어떤 내용으로 구성할까요?

- 교수학습 과정을 통한 학생의 변화와 성장, 자기 성찰 등
- 교육과정 성취기준과 평가기준에 기반한 학생의 학업 내용 및 성취수준 등
- 학생 개인별 또는 모둠별 활동 중 보여준 태도, 학습참여도, 역량 등
- 학생이 보여준 강점, 약점을 극복하기 위한 노력 등
- 기타 학생에게서 관찰된 의미 있는 요소

---

[4] 교과 세부능력 및 특기사항 기재 도움 자료, 사회교과(군) 2020, 교육부, 17개 시도교육청, 한국과학창의재단 6쪽

Chapter 1. 고교학점제와 2022 개정 보건과 교육과정

📑 기재 방안에 대해 구체적으로 살펴보기[5]

1 지식의 활용 사례를 적용한 세부능력 및 특기사항

- 핵심어의 예시: 지적 호기심, 자기 주도적 학습, 스스로 지식을 얻는 과정과 얻은 지식, 교과외 지식, 지식의 활용, 지식의 활용 사례, 지식의 결합
- 기재 예시: ~라는 프로젝트 활동을 수행함, ~정리하여 보고서를 완성하고 발표함, ~활용하여 ~ 에 대한 구체적인 자료를 제시하였음.

2 학생부 타 영역과 연계된 세부능력 및 특기사항

- 과목별 성취 목적과 성취 수준을 이해하고, 지원 전공과 관련된 영역이 기재되어야 함.
- 학생부는 여러 영역으로 나누어져 있지만 각 영역이 유기적으로 연결되어 서로 보완하거나 서로 검증해 주어야 의미 있는 기재로 평가받을 수 있다.

3 학생의 학업 역량을 드러내는 세부능력 및 특기사항

- 문제인식-융합적 사고- 해결책 제시
  - 문제인식: 지적 호기심을 바탕으로 주어진 문제에 의문을 가지는가?
  - 융합적 사고: 자신이 다양한 정보를 유기적으로 종합하여 이해하는 능력이 있는가?
  - 해결책 제시: 새로운 것을 기획하고 실천하여 결과를 만들어 낼 수 있는가?

4 학생의 사고과정(흐름)을 드러내는 세부능력 및 특기사항

- 비판적 질문-분석적 사고-논리적 전개-타당한 평가
  - 비판적 질문: 표면적으로 드러난 현상 이면의 원리나 함의에 대하여 '왜' '어떻게' '정말 그럴까?' 등과 같은 질문을 가지고 탐구를 촉발시킬 수 있는가?
  - 분석적 사고: 명확한 이해를 위해 복잡한 현상을 개별 요소로 나누어 정리하는 능력이 있는가?
  - 논리적 전개: 타당한 정보 혹은 근거의 관계를 합리적이고 일관되게 규명하는가?
  - 타당한 평가: 자기성찰 혹은 타인과의 소통을 통하여 자신뿐 아니라 타인의 사고 과정과 결과물에 대해 올바르게 검증하고 평가할 수 있는가?

---

[5] 이만석 외, 세특 준비하고 대학가자 1권, 2020, 올드앤뉴.

○ 총론

5 교사의 의견과 학업 활동을 기재한 세부능력 및 특기사항

- 교사의 평가 의견-학생의 활동과 실적 1-학생의 활동과 실적 2
  - 교사의 평가 의견 예: ~경청하고 의도를 정확히 파악하며 ~ 공감하고 이해하기 위해 노력하는 학생
  - 학생의 활동과 실적1 예: 구성원 각자의 상황과 입장을 고려하여 ~책임감을 가지고 해결하는 학생
  - 학생의 활동과 실적2 예: ~문제에 관심을 가지고 문제 해결에 참여하는 학생

세특 기재에 대해 자주하는 질문[6]

1 학습의 과정을 모두 기재해야 하나요?

- 학습의 모든 과정을 기재하기는 어렵습니다. 다만 학생의 개별적 특징이나 성취수준이 잘 드러나는 장면, 교수·학습 과정에 참여하며 학생이 성장하고 변화한 부분을 중심으로 교사가 선택하여 기재합니다.

2 모든 학생에게 다른 내용을 기재해야 하나요?

- 수업의 주제나 활동 내용 등을 다르게 기재하기는 어렵습니다. 다만 학생이 과제를 수행하는 과정과 성취수준 등은 학생마다 차이를 보일 것입니다. 이를 중심으로 특기사항을 기재하면 자연스럽게 개별 학생의 특징이 드러나는 다양한 기록이 될 것입니다.

3 구성 요소로 제시된 것이 모두 드러나야 하나요?

- 기록의 구성 요소로 제시된 사항은 예시입니다. 제시된 기록의 구성 요소가 모두 드러나야 하는 것은 아니며, 학생에게 드러나는 의미 있는 요소를 교사가 판단하여 기재합니다. 제시된 요소뿐만 아니라 다른 요소를 추가하여 기재하는 것 역시 가능합니다.

4 어떤 자료를 활용하여 기재해야 하나요?

- 학생의 수행 결과(결과물) 및 과정에 대한 교사의 관찰 기록을 활용할 수 있습니다. 경우에 따라 학생의 자기 평가, 동료 평가 등을 활용할 수 있지만 가장 중요한 자료는 수행평가 결과물과 교수·학습 과정에 대한 교사의 관찰기록이라고 할 수 있습니다.

---

[6] 교과 세부능력 및 특기사항 기재 도움 자료, 사회교과(군) 2020, 교육부, 17개 시도교육청, 한국과학창의재단 6-7쪽

| 5 | 기재에 활용할 만한 기타 자료에는 무엇이 있을까요? |

- 수업의 장면에서 교사가 누적하여 기록한 내용이 중심이 되어야 합니다. 이 밖에는 학생의 자기평가지나 동료 평가지, 수업에서 학생이 작성한 감상문이나 소감문 등을 보조자료로 참고하실 수 있습니다.

| 6 | 기재 분량은 어느 정도인가요? |

- 학년 및 과목 단위 최대 500자까지 기재할 수 있습니다.

3) 성취기준에 따른 평가 기준과 기재 예시

♪ 4분의 기적, 심폐소생술 (시연을 통한 평가)

| 성취기준
(2015) | • [12보09-02] 심폐소생술의 적용 원리에 대한 이해를 바탕으로 심폐소생술과 자동심장충격기의 사용법을 시연한다. |

평가 기준

상	• 심폐소생술의 적용 원리와 개념을 이해하고, 심폐소생술과 자동심장충격기 사용법을 지침에 따라 시연할 수 있다.
중	• 심폐소생술의 적용 원리와 개념을 이해하고, 심폐소생술과 자동심장충격기 사용법을 순서에 맞게 시연할 수 있다.
하	• 심폐소생술의 적용 원리와 개념을 이해하고, 심폐소생술과 자동심장충격기 사용법을 시범을 보고 시연할 수 있다.

평가요소

- 상황에 맞게 순서대로 적용하기
- CPR과 심장충격기 사용법의 원리 이해하기
- CPR과 심장충격기 사용법 시연하기

세부능력 및 특기사항의 예

심폐소생술과 응급처치에 관심이 많고 평소 다른 사람에게 도움을 잘 주는 학생으로, 제시된 다양한 응급 상황에서 당황하지 않고 모둠원과 함께 문제를 적극 해결하는 모습이 인상적임. 심폐소생술의 적용 원리와 개념을 친구들이 이해하기 쉽게 설명하고, 심폐소생술의 유의사항을 잘 기억하여 단계에 따라 정확히 시연함. 특히 올바른 자세 유지를 위해 친구와 협력하여 서로의 자세를 살펴보고 바른 자세가 될 수 있도록 협력하는 적극 참여 모습을 보임. 평소 충분한 사전 연습을 실시하면 실제 응급상황 발생 시 당황하지 않고 대처할 수 있음을 강조함. 위급한 상황에서 누구나 활용할 수 있도록 학교 및 집 근처의 자동 심장 충격기의 위치를 스마트폰 앱(응급의료정보제공)을 통해 정확히 확인하는 방법을 자세히 설명하며 응급상황이 발생하면 자신 있게 사용할 수 있다고 발표함. 심폐소생술 방법을 아는 것보다 실천하는 것이 더 중요하다고 소감을 밝힘. '응급실에 아는 의사가 생겼다'를 읽고 다양한 응급상황에서 의료진의 역할을 미리 생각해 보는 기회가 되었으며 갑자기 아플 때의 응급처치 방법도 구체적으로 알 수 있어 친구들에게 책을 소개하고 싶었다고 함. 독서를 통해 응급실의 중요성을 이해하게 되었고 무엇보다도 자신의 진로 탐색에 도움이 되었다고 발표함.

심폐소생술과 응급의료체계

성취기준 (2022)	• [12보건04-05] 다양한 응급상황에서 심폐소생술 및 자동심장충격기 사용을 포함한 응급처치 방법을 익혀서 협력적으로 적용하며, 응급의료체계와 자원의 활용을 포함한 건강 안전 방안을 탐색하고 발전시킨다.

평가 기준

상	• 응급상황에서 시행되는 심폐소생술의 적용원리와 개념을 이해하고, 심폐소생술과 자동심장충격기 사용법을 지침에 따라 체계적으로 협력하여 응급의료체계와 자원을 활용하여 건강 안전 방안을 탐구할 수 있다.
중	• 심폐소생술의 적용원리와 개념을 이해하고, 심폐소생술과 자동심장충격기 사용법을 순서에 맞게 서로 협력하여 시연하며 응급의료체계와 자원을 활용한 건강 안전 방안을 설명할 수 있다.
하	• 심폐소생술의 적용원리와 개념을 이해하고, 심폐소생술과 자동심장충격기 사용법을 시범을 보고 혼자 시연하며 응급의료체계와 자원을 활용할 수 있다.

평가요소

- 상황에 맞게 협력하여 적용하기
- CPR과 심장충격기 사용법에 대해 원리 이해하기

- CPR과 심장충격기 사용법 시연하기
- 응급의료체계와 자원 활용하여 건강 안전 방안 탐색하기

세부능력 및 특기사항의 예

심폐소생술과 응급처치에 관심이 많고 심폐소생술이 필요한 다양한 응급 상황에도 당황하지 않고 모둠원과 함께 문제를 적극 해결하는 모습이 인상적임. 모둠원끼리 바른 자세 및 압박 방법 등을 관찰하고 잘한 점과 못한 점을 친구들의 피드백을 받아 올바른 압박 자세와 방법으로 적극적으로 실습에 임함. 심폐소생술의 적용 원리와 개념을 쉽게 설명하고, 심폐소생술의 유의 사항을 숙지하여 단계에 따라 정확히 시연함. 학교 및 집 근처의 자동심장충격기의 위치를 자세히 알고 있으며 응급상황 발생시 자신 있게 사용할 수 있다고 발표함. 개인이 알아야 할 응급처치 뿐 아니라 사회적 시스템인 응급의료체계와 자원 활용의 중요성을 제시하며 친구들의 이해를 도움. 사례를 들어 현 응급의료체계가 문제가 많으므로 이를 해결하기 위해서는 더 이상 미루지 말고 의료 발전 방안 및 국민 건강을 위해 국민이 반드시 참여하는 토론회가 있어야 한다고 주장함. '응급실에 아는 의사가 생겼다'를 읽고 다양한 응급 상황을 살펴보며 의료진의 역할, 응급의료체계의 구성요소를 미리 생각해 보는 기회가 되어 보건의료 계열 진로 탐색에 도움이 되었다고 발표함.

📘 인간 및 보건의료의 이해(구술평가 활용)

성취기준 (2015)	• [12보06-02] 불안·우울 등의 감정을 유발하는 요인을 탐색하고 개인·사회적 대처 방안을 제시한다. • [12보10-05] 보건 의료 서비스와 의료 보장 제도의 기능과 역할을 이해하여 활용 방안을 모색한다. • [12보11-02] 생명과 죽음에 대한 인식의 차이를 조사, 비교하여 문제점과 개선 방안을 제시한다.

평가 기준

[12보06-02] 불안·우울 등의 감정을 유발하는 요인을 탐색하고 개인·사회적 대처 방안을 제시한다.	상	불안·우울 등의 감정을 유발하는 요인을 탐색하고, 자원 활용, 환경 개선 등 개인·사회적 차원에서 대처방안을 제시할 수 있다.
	중	불안·우울 등의 감정을 유발하는 요인을 탐색하고, 개인적 차원의 대처방안을 제시할 수 있다.
	하	불안·우울 등의 감정을 유발하는 요인을 탐색하고, 대처방안을 주어진 자료에서 찾아 제시할 수 있다.

○ 총론

[12보10-05] 보건 의료 서비스와 의료 보장 제도의 기능과 역할을 이해하여 주체적 선택과 활용 방안을 모색한다.	상	보건 의료 서비스와 의료 보장 제도의 특성을 비교하고, 각각의 기능과 역할을 이해하여, 주체적 선택과 활용 방안을 실생활과 연계하여 제시할 수 있다.
	중	보건 의료 서비스와 의료 보장 제도의 특성·기능·역할을 이해하고, 주체적 선택과 활용 방안을 제시할 수 있다.
	하	보건 의료 서비스와 의료 보장 제도의 특성·기능·역할을 이해하고, 주체적 선택과 활용 방안을 주어진 자료에서 찾아 제시할 수 있다.
[12보11-02] 생명과 죽음에 대한 인식의 차이를 조사, 비교하여 문제점과 개선방안을 제시한다.	상	생명과 죽음의 다양한 의미를 알아보고 우리 문화 속에서의 인식의 차이를 조사, 비교하여 종합적으로 문제점과 개선 방안을 제시하고 설명할 수 있다.
	중	생명과 죽음의 다양한 의미를 알아보고 우리 문화 속에서의 인식의 차이를 조사, 비교하여 문제점과 개선방안을 제시할 수 있다.
	하	생명과 죽음의 다양한 의미를 알아보고 우리 문화 속에서의 인식의 문제점과 개선 방안을 찾아볼 수 있다.

평가요소

- 인간 및 보건의료에 대한 이해
  - 감정 이해
  - 보건의료의 이해
  - 생명과 죽음의 인식 차이 조사, 비교

세부능력 및 특기사항의 예

보건 수업 부장으로 수업 전 교사의 전달 사항을 알리고, 수업 후 정리에도 앞장서는 봉사 정신과 책임감이 강한 학생으로 활동마다 적극 참여하는 모습이 인상적임. 타인의 감정을 이해하고 감정의 중요성을 본인의 화가 났던 상황과 연결하여 설득력 있게 이야기하며 다음에는 현명하게 감정을 다루겠다고 다짐함. 보건 의료 제도 및 서비스의 기능과 역할을 찾아보고 장단점을 분석하여 구체적인 사례를 들어 친구들이 이해하기 쉽게 발표함. 생명과 죽음에 대한 각 나라의 인식 차이를 조사해 보고 문화에 따라 다를 수 있음을 인식함. '이반 일리치의 죽음'을 읽고 죽음에 대한 개인적 심리 및 감정 변화, 가족에게 미치는 영향을 살펴보고 어떻게 살아가야 하는지 자신의 삶에 대해 깊이 있게 고민하는 기회가 됨. 진실한 삶은 성찰하는 삶이라고 표현하며 자신의 생각을 정리 및 발표하는 능력이 탁월함. 교사의 질문에도 만족스럽게 답변하고 다른 학생들과 고르게 시선을 맞추며 자신감 있게 설명하는 모습이 인상적임.

〈참고자료〉 ** 삶의 기술 구술평가[7]

삶의 기술을 연습시키는 구술평가는 학생의 과제 부담이 없고, 수업 이외 시간에 교사의 채점 부담이 없다. 말하기는 표정, 상황, 눈빛이 상대방과 상호작용하기에 녹음이나 촬영으로 그 적절성을 판단하기가 어려우므로 녹음, 촬영은 필요하지 않다. 또한 구술평가는 성취 정도를 알기에 알맞다.

1. 준비 : 일주일 전에 문제를 공개하여 공부할 수 있도록 함.
 - 수업에서 1-2시간 책 읽고, 1시간 연습하고, 그 다음 시간에 평가

2. 진행 과정 : 학생마다 3회 답변, 교사가 준비한 문제 2개 + 학생이 준비한 문제 1개
 - 평가 직전에 문제 뽑고 각 문제에 대해 답변하기
 - 이름 말하고 문제 읽고 1분 스톱워치 작동, 답변하기
 ※ 답은 최소 40초 이상, 20초 초과 허용
 ※ 4명이 돌아가며 첫 답변하고, 다시 한 명씩 둘째 답변을 함
 ※ 아무 말을 안 하는 학생에게는 1분 동안 기다려주고 지나감. 지필시험에서 답을 안 쓴 상황과 같음
 ※ 학생의 즉석 질문은 그 학생이 만든 문제여야 함

3. 진행 규칙 : 메모 없이 서로 얼굴 보고 말하기. 교사에게 질문 못하고 교사 볼 수 없음
 - 책상 위에 아무것도 없는 상태에서 하기

4. 평가 기준 : 학생은 세 번 답하는데, 답변마다 3점 만점으로 3-2-1 채점하고, 1점은 태도 점수
 - 태도 점수는 말할 때와 들을 때 상대의 얼굴을 보는지, 다른 데를 보는지 살핌

구술 채점 기준	• 질문에 맞게 대답하는가? • 내용을 잘 알고 있는가? • 판단 근거가 적절한가? • 전달력 있게 표현하는가? • 자기 언어로 말하는가? • 상대의 반응을 살피며 말하는가?

5. 채점할 때 신경 쓸 점 : 학생의 말이 무난하면 중간점수 주기

---

[7] 물꼬방 송승훈 선생님의 블로그

건강과 건강증진 (프로젝트 학습 활용)

성취기준 (2022)	• [12보건01-02] 몸과 마음의 신호와 건강 지표를 통해 개인적, 사회적 건강상태를 평가하여 건강 관리를 계획하고 생활화한다. • [성취기준 해설 및 적용 시 고려 사항] 건강의 개념을 토대로 건강증진을 위해 질병의 상태에서도 건강한 삶을 위한 실천적 방안을 세워볼 수 있다. 개인의 신체적·정신적·사회적 건강상태를 평가할 수 있는 지표들을 알아보고 현재의 건강상태를 기술할 수 있다. 한 개인의 건강에 영향을 주는 요인들을 현재 10대 청소년의 성장 발달단계에서 찾아보고, 개인과 공동체의 건강증진을 위해 할 수 있는 서로의 노력을 공유하며 구체적인 건강관리 전략을 세운다.

평가기준 예시

상	• 건강지표를 바탕으로 개인적, 사회적 건강상태를 평가하여 개인과 공동체의 건강증진을 위한 실천적 관리계획과 전략을 제시하고 실천한다.
중	• 건강 지표를 바탕으로 개인적, 사회적 건강상태를 알아보기 위해 노력하며, 계획을 제시할 수 있다.
하	• 개인과 주변의 건강상태를 확인하고 개인과 공동체의 건강증진 실천 방안을 찾아볼 수 있다.

평가요소

● 건강 지표를 바탕으로 한 건강상태 평가 및 건강증진 전략 수립 여부
 - 자신의 건강 관련 건강지표 분석
 - 모둠 토의를 통한 건강관리 방안 탐색과 평가 프로젝트 수행

세부능력 및 특기사항의 예

　우리나라 청소년은 운동 등을 통해 몸을 움직이는 시간이 매우 부족하고, 의자에 앉아 학업에 열중하는 시간이 많다는 결과를 도출함. 청소년 건강 증진 능력 향상 프로젝트 수업 보고서에서 "일 하루 활동량 점검표"를 만들어 교실에 게시하여 학급 학생들의 일별 신체활동 정도를 평가하는 방안을 제안하고 실행함. 우리 학교 다수의 학생은 학교 근처 아파트 단지에 살지만, 그중 많은 학생이 1~2 정거장 거리를 버스를 타고 오고 있음을 알게 되었고, 이를 개선하기 위해 '우리 학교 학생의 신체활동 활성화를 위한 방안'을 모둠에서 토의함. 아침에 걸어서 또는 자전거를 타고 등교하는 것을 한 가지 방안으로 발표하였고 친구들의 호응을 얻어 1달간 실천해 보기로 함. 자동차나 버스 대신 아침에 10분 일찍 일어나 친구들과 함께 걸어오기 또는 자전거로 등교하기 활동을 한 달 이상 실천한 결과에 대한 점검표를 분석하여 체중 감소 및 학습능력이 향상된 것을 도표로 제시하며 건강관리 전략이 효과적이었음을 발표함. 이를 바탕으로 학교 공동체로 확장하는 방안으로 학생회를 통해 전교에 자전거 및 걷기 등교를 홍보하고 자전거 주차구역을 충분하게 확보하여 편리한 자전거 통학 분위기를 조성하도록 함. 점심시간 음악과 함께 스트레칭 영상 송출을 방송반에서 준비하도록 제안함. 모둠활동으로 스트레스 지수 자가 테스트 10문항을 만들어 '현재 나의 상태'를 파악하고, 학교생활 속에서 스트레스를 해소하는 방법으로 '하루 한 가지 감사한 일' 적어보기를 제안함. 이를 수행하는 과정에서 친구들의 의견을 주의 깊게 청취하고 다양한 관점과 분석을 잘 정리하여 결과물을 만드는 데 적극적으로 참여하면서 의사소통 능력, 협업 능력 및 문제해결 능력이 함양됨.

보건과 세특 가이드 북

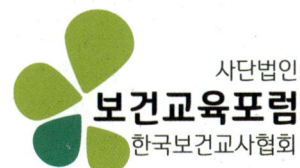

Chapter 2

02 영역별 세부능력 및 특기사항 작성 예시와 참고도서 안내

01 건강증진과 질병예방
02 정서와 정신건강
03 성과 건강
04 건강안전과 응급처치
05 건강자원과 건강문화

2022 개정 보건과 교육과정의 성격

보건과는 몸과 마음에 대한 이해를 높이고 건강생활을 실천하며 서로 협력하여 개인과 공동체의 건강과 삶의 질을 향상하기 위한 과목이다. 이를 위해 건강을 가치화하고, 건강에 대한 균형 있는 시각을 정립하며, 사회적 맥락을 고려하여 개인과 공동체의 건강에 유익한 태도, 기술, 행위를 강화하고 환경을 개선하여 더 높은 상태의 건강, 즉 행복을 추구한다.

건강과 질병은 분리된 상태가 아니라, 삶의 질이 높은 최적의 안녕 상태와 삶의 질이 낮은 심각한 질병과 죽음 등의 상태가 연속적으로 존재한다. 또한, 건강은 신체·정신·사회적으로 다양한 차원과 측면에서 항상성이 유지되는 상태를 말한다. 그러므로 건강에 영향을 미치는 요인들을 파악하여 유익한 선택을 하고 제대로 관리하며 건강한 환경을 만들 수 있다면 우리는 매 단계에서 건강증진으로 더 행복한 삶을 누릴 수 있다.

고등학교 보건 과목에서는 중학교에서 습득한 건강에 대한 가치, 지식, 태도, 기술 및 역량을 강화하는 한편, 건강 영향요인과 건강정보 및 자원을 분석하고 평가하여, 건강증진과 질병 예방의 개인적·사회적 실천을 탐색한다. 나아가 약물, 성, 정서에 대한 조절 능력을 강화하고 협력적으로 건강문제와 위험에 대처하며 서로의 건강을 옹호하고 건강지향적 사회 환경을 추구함으로써 개인과 공동체의 건강역량을 강화하고 삶의 질을 높인다.

청소년기는 신체·정신·사회적으로 중요한 변화를 경험하며 어른으로 이행하는 시기로, 이 시기에 형성된 건강에 유익한 가치, 태도, 생활 습관 및 생활기술과 역량은 건강한 성장 발달, 학업성취와 진로 등 삶의 질을 좌우하며, 이후 빈발하는 급·만성 질환과 사고의 위험을 줄일 수 있다. 그러므로 건강을 중시하고, 개인과 공동체의 건강상태를 평가하여 건강을 관리하고 질병을 예방할 수 있는 태도와 역량이 필요하다.

그런데 이 시기는 친구, 가족, 매체 등 주변의 영향에 민감하고, 흡연·음주, 마약류를 포함한 약물, 성 문제, 스트레스 등 정신건강 문제, 디지털 기기 과의존, 스트레스 등 신체·정신·성적·사회적 건강 위험요인에 노출되어 있다. 한편 청소년기 이후에는 각종 급·만성 질병 및 사고, 직업병, 기후변화와 감염병 등 전 지구적인 건강문제도 심각해지고 있다. 그러므로 다양한 압력과 건강 영향요인을 사회적 맥락 속에서 분석하고, 생활기술 및 건강정보와 자원을 활용하여 건강문제를 해결할 수 있는 능력이 필요하다. 나아가 질병이 있어도 서로 함께 지지하고 위급한 상황에 대처하여 건강하고 안전하게 살 수 있도록 개인과 공동체의 건강역량을 길러야 한다.

한편 건강은 개인적 차원의 노력만이 아니라 직업, 가정환경, 사회경제적 상태 등 사회적 환경에 따라 건강 수준에 격차가 생길 수 있다. 그러므로 건강에 대한 권리와 사회적 책임을 인식하고 공동체의 건강을 옹호함으로써 모두 함께 건강할 수 있는 사회·문화적 환경을 만들어가야 한다. 이를 위해 다양한 대안 탐색과 옹호 활동, 관련 단체, 정부, 의회, 언론과의 다각적인 접근도 필요할 수 있다. 특히 기후변화, 감염병 등의 건강문제는 국제적 연대와 협력 등 종합적인 건강역량이 요구된다.

즉, 보건 과목을 통해 일상의 건강관리 역량을 높이는 한편, 다양한 건강 위험요인과 변화하는 사회·문화적 환경에 주도적으로 대처하고 지지체계를 탐색하며 건강문제해결 역량을 향상시킬 수 있다. 또한, 건강권과 건강정보 등 건강자원에 대해 평가하고, 자신과 공동체의 건강문화에 대한 심미적 감성과 소통 능력, 정보 및 건강자원 활용 능력, 비판적·창조적 사고와 주도적 대안 탐색 능력 등을 발전시켜 공동체의 건강을 증진하고 건강을 옹호할 수 있다. 이렇게 습득된 가치와 지식, 태도 및 각각의 역량이 통합된 건강역량은 신체·정신·사회적으로 자신과 공동체의 건강하고 행복한 삶을 영위하는 데 도움을 줄 수 있다.

건강증진과 질병예방

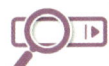 **2022 개정 보건과 교육과정의 목표**

건강의 가치와 다양한 건강 개념, 몸과 마음에 대한 균형 있는 지식과 태도, 기술을 발전시키는 한편, 건강 영향요인을 고려하여 일상생활을 행복하고 건강하게 관리할 수 있다. 이를 토대로 건강 안전을 위협하는 건강문제 상황에서 건강생활기술과 건강자원, 정보를 유연하게 활용하여 건강문제를 해결하고 질병 상태에서도 친구와 가족, 공동체와 함께 건강하게 살아가며 안전하게 대처할 수 있다. 나아가 개인과 공동체의 건강증진에 기여하고 급변하는 환경과 미래 세대 건강문제에 창의적으로 대응하고, 공감적 이해력, 협력적 의사소통 등을 바탕으로 건강을 옹호하고 건강지향적 환경을 추구하며 포용성, 종합성, 시민성을 갖추어 삶의 질을 높인다.

(1) 다양한 건강 개념을 토대로 몸과 마음의 상태와 건강 영향요인을 고려하여 건강생활을 실천하고 균형 있게 삶의 질 향상과 행복을 추구하며 건강을 관리할 수 있다.

(2) 건강생활기술을 단련하여 성, 정서, 중독 등 다양한 건강문제에 대해 안전하고 행복한 선택을 할 수 있고, 위험요인과 지지·협력 체계를 평가하여 창의적으로 건강문제를 해결할 수 있다.

(3) 건강 안전을 위협하는 각종 질병과 위험요인을 사전에 파악하고 대비하며 공동체의 대응 체계를 발전시켜, 질병이 있어도 함께 건강하게 살아가며 응급상황에 안전하게 대처할 수 있다.

(4) 건강권의 역사, 건강정보, 건강자원 및 법과 제도를 탐색하고 건강 문해력과 디지털 문해력을 배양하여, 개인과 공동체의 건강증진과 건강지향적 환경을 옹호할 수 있다.

(5) 건강문화와 기후변화, 감염병 등 사회·문화적 환경 변화가 건강에 미치는 영향 및 대응방안을 비교·분석하고 건강문화를 건강지향적으로 개선하려는 태도로 개선방안과 국제연대를 탐색할 수 있다.

Chepter 2. 영역별 세부능력 및 특기사항 작성 예시와 참고도서 안내

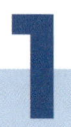 건강증진과 질병예방

📕 성취기준1

2022	[12보건01-01] 건강 개념과 건강영향요인을 다양한 관점으로 탐구하여 개인과 공동체의 건강증진을 추구하는 태도를 갖는다. [성취기준 해설 및 적용 시 고려 사항] 건강의 개념은 건강을 보는 관점에 따라 달라질 수 있다. 의학적, 사회적 관점, 문화적 관점에 따라 다르게 건강을 정의할 수 있지만, 여러 관점들을 기초로 자신이 가지고 있는 건강에 대한 개념을 객관적으로 살펴보고 다른 사람들의 관점도 이해한다. 개인과 공동체를 둘러싼 개인적, 사회적, 환경적, 문화적, 경제적, 시대적 요인이 건강에 작용함을 이해하면서 건강에 영향을 미치는 요인들을 파악하고 분석해 보도록 한다.
2015	[12보01-01] 건강에 대한 다양한 관점을 비교하여 건강에 대한 총체적인 개념을 이해하고, 다양한 건강 영향 요인과 관련지어 가족·지역사회 등 공동체의 건강 증진 방안을 제시한다.

📖 세부능력 및 특기사항 기재 예시 – 공통

- 건강의 개념 및 건강에 영향을 주는 요인을 올바르게 이해하고 있으며, 자신이 학습한 내용을 그림책을 활용하여 친구들이 알기 쉽고 재미있게 설명하는 능력이 탁월함. 건강의 개념을 설명하기 위해 학급 친구들에게 그림책 '길 아저씨 손 아저씨(권정생)'를 준비하여 읽어주고, 다리가 불편한 길 아저씨와 눈이 불편한 손 아저씨가 서로의 눈과 다리가 되어 주어 행복하고 건강한 삶을 살았다고 이야기함. 이 내용을 통해 건강이란 신체적 건강만을 의미하지 않으며 신체적 요소·정신적 요소·사회적 요소를 모두 고려해야 한다며 학생들이 이해하기 쉽게 '건강'의 개념을 설명함. '나의 건강 상태 점검하기' 활동에서 점검표를 활용하여 자신의 건강 상태를 평가하였으며, 마인드맵을 활용하여 건강에 영향을 주는 요인을 개인적·사회적·문화적 요인으로 관련지어 설명함. 잦은 소화불량이라는 자신의 건강 문제는 야식과 불규칙한 수면이라는 개인적 요

인이 원인이지만, 맵고 자극적인 음식을 즐겨 먹는 10대 청소년들의 문화적 요인도 영향을 주었다고 설명함.

- 학생들이 늦은 시간 야식을 먹고, 불규칙한 수면 습관을 갖게 된 것은 입시를 위한 학업을 중시하는 사회적 요인이 영향을 미치는 것이라며 자신의 생각을 뒷받침하기 위해 학급 친구들을 대상으로 건강습관에 대한 설문조사를 진행하였으며, 그 결과를 도표로 정리하여 제시함. 청소년기 건강한 삶을 위해서는 규칙적인 수면과 식사, 주기적인 운동, 스트레스 관리 등이 중요하며, 이를 위해서는 개인적인 생활습관 개선 노력뿐만 아니라 체계적인 건강 관리를 위한 학교 보건 수업의 확대와 지역사회의 건강 관리 사업 등이 활발하게 이루어져야 한다고 주장함. 특히, 지나치게 학업을 강조하는 사회적 분위기를 개선할 필요가 있다고 자신의 생각을 발표함. 건강 영향 요인을 개인적 요소뿐 아니라 사회적 문제로까지 확장하여 깊이 고민하는 모습을 보였으며 사회 현상을 바라보는 통찰력과 논리적으로 자신의 생각을 표현하는 능력이 돋보임.

독서활동에 따른 관련학과별 세부능력 및 특기사항 기재 예시

구분	관련학과	세부능력 및 특기사항 예시
자연계열	• 의예과 • 아동가족학과 • 보건의료공학 • 한의예과 • 의생명과학과	• 도서 '아픈 몸을 살다(아서플랭크)' 책을 읽고, 인생에서 심정지와 암 발병의 2번의 위험한 기회였던 질병을 경험한 저자의 삶을 간접적으로 만나면서 질병과 장애가 삶에 존재할 수 있지만, 여전히 한 개인은 삶의 가치를 알고 자아실현을 위해 건강하게 삶을 주체적으로 살아갈 수 있다는 감동을 표현함. 여러 다양한 신체적, 정신적. 심리적으로 불리한 환경의 영향 속에서도 건강한 일상을 살아갈 수 있는 여러 가지 대안적인 삶이 있음을 알아감. 질병은 현재 삶의 항상성을 깨뜨리는 요소이기도 하지만 새로운 삶의 가능성을 열 수 있는 기회로 볼 수 있다는 저자의 경험에 비추어 '천식'이라는 호흡기질환이 있지만, 질병 관리를 통해 건강관리 능력을 함양할 수 있다면서 건강의 개념을 폭넓게 이해함.
보건의료계열	• 간호학과 • 사회복지학과 • 건강관리학과	

성취기준2

2022

[12보건01-02] 몸과 마음의 신호와 건강 지표를 통해 개인적, 사회적 건강상태를 평가하여 건강 관리를 계획하고 생활화한다.

[성취기준 해설 및 적용 시 고려 사항] 건강의 개념을 토대로 건강증진을 위해 질병의 상태에서도 건강한 삶을 위한 실천적 방안을 세워볼 수 있다. 개인의 신체적·정신적·사회적 건강상태를 평가할 수 있는 지표들을 알아보고 현재의 건강 상태를 기술할 수 있다. 한 개인의 건강에 영향을 주는 요인들을 현재 10대 청소년이 성장 발달단계에서 찾아보고, 개인과 공동체의 건강증진을 위해 할 수 있는 서로의 노력을 공유하며 구체적인 건강관리 전략을 세운다.

2015

[12보01-01] 건강에 대한 다양한 관점을 비교하여 건강에 대한 총체적인 개념을 이해하고, 다양한 건강 영향 요인과 관련지어 가족·지역사회 등 공동체의 건강 증진 방안을 제시한다.

세부능력 및 특기사항 기재 예시 – 공통

- 자신의 건강에 대한 관심이 높으며, 몸과 마음의 신호인 혈압, 맥박, 호흡, 체온 등의 활력징후를 측정하고 의미를 파악하는 것에 능숙하며, 이를 활용하여 건강을 적절하게 관리하는 방법을 실천함. 활력징후의 정상 범위와 이를 벗어난 수치가 건강 상태와 어떤 관련성이 있는지 설명함. '체온이 37.5도 이상이면 열이 난다고 볼 수 있는데, 이는 우리 몸에서 병균과 싸우고 있다는 신호로 체온이 계속 올라가면 감염병 등을 의심해 보고 이에 맞게 건강관리 계획을 세워야 한다.'라고 발표하며 건강 지표로 활용되는 예를 설명함. '활력징후 측정하기' 수행평가에서 대상자에게 안정된 말투로 편안한 분위기를 조성하였으며 올바른 방법으로 활력징후를 측정함. 혈압 측정시 수축기/이완기 소리를 듣는 것에 어려움이 있었으나 끈기 있는 연습으로 정확히 듣고 기록하였으며 호흡 측정 시에 대상자가 인지할 수 없도록 자연스럽게 측정함. 측정 후 대상자에게 건강 상태를 요약하여 설명함.

- '공동체 건강 관리 전략 세우기' 발표수업에서 대상자를 본인과 부모님으로 선정하고 일주일간 가족의 활력징후를 측정 및 기록하여 몸과 마음의 신호를 통한 현재 건강 상태를 분석함. 이와 함께 본인의 학생 건강 검사 결과와 부모님의 생애 주기별 건강검진 결과를 분석 자료로 사용하여 일주일간의 조사 결과와 함께 현재의 건강 상태를 평가함. 아버지는 정상치보다 약간 높은 콜레스테롤 수치와 혈압, 어머니는 과체중 등의 건강 문제가 있는데 이는 우리나라 50대-60대의 고혈압, 당뇨, 이상 지질혈증의 질환자가 높은 것과 비슷한 결과를 보였음. 가족의 건강 문제

○ 세특작성 예시

의 원인은 부족한 신체 활동과 육류 및 밀가루 위주의 식사습관으로 파악되어 이를 개선하기 위해 '주 3회 이상 하루 20분 걷기, 하루 1회 이상 신선한 야채 섭취'라는 건강관리 전략을 수립하였다고 함. 가족을 지지하기 위해 건강관리 전략 실천에 2주간 함께 참여하였고, 가족들로부터 피드백을 받음. 직장 생활로 바쁜 부모님은 주 2회로 신체활동을 줄이자는 의견을 내셔서 건강관리 계획을 실천하는 것은 개인의 의지만으로는 쉽지 않은 일이고 주변의 적극적 지지와 사회적으로 건강관리를 위해 시간을 할애할 수 있는 여건 마련 등이 함께 뒷받침되어야 한다는 것을 느꼈다고 발표함.

독서활동에 따른 관련학과별 세부능력 및 특기사항 기재 예시

구분	관련학과	세부능력 및 특기사항 예시
자연계열	• 의예과 • 아동가족학과 • 보건의료공학 • 한의예과 • 의생명과학과	• 도서 '10대와 통하는 건강이야기(권세원외)'를 읽고, 건강은 개인적인 것을 넘어서 사회적이며 공동체의 건강이 개인의 건강과 연결되어 있음을 이해함. '미디어와 건강' 챕터를 읽고 건강에 대한 정보가 넘쳐 나는 사회에 살면서 신뢰할 만한 건강 정보, 건강통계, 건강 관련 이슈 등을 미디어 리터러시 능력을 길러서 비판적으로 평가하여 바른 정보를 얻을 필요성을 인식하게 됨.
보건의료계열	• 간호학과 • 사회복지학과 • 건강관리학과	

성취기준3

2022	[12보건01-03] 생애주기별 건강 특성을 고려한 건강관리 전략을 건강관리 제도와 연관지어 탐색한다. [성취기준 해설 및 적용 시 고려 사항] 생리, 대사, 행동 등 생체 리듬 및 생활 주기에 대한 기본 지식을 바탕으로 생애 주기별 수면, 영양, 성, 정신, 심리 발달 등 건강요구를 이해하고, 생애 주기별 건강관리의 목표와 실천해야 할 건강행위를 탐색한다. 이때 생애 주기별 건강 요구에 따른 건강행위 실천에 있어서 지지요인과 장애요인이 무엇인지 탐색하여 개인, 가족, 사회가 조화와 균형을 이룰 수 있는 건강증진 전략을 제시한다.
2015	[12보02-01] 생애 주기별 건강 요구 및 지지 요인과 장애 요인을 탐색하여 개인, 가족, 사회 수준의 생애 주기별 건강 증진 전략을 제시한다.

Chapter 2. 영역별 세부능력 및 특기사항 작성 예시와 참고도서 안내

📖 세부능력 및 특기사항 기재 예시 - 공통

- 교과서의 일주기 리듬과 자신의 하루 일과를 비교하고, 생애주기별 생체리듬 중 청소년기의 수면패턴을 이해하고 적용시켜 배운 지식을 활용하는 적극성이 뛰어난 학생임. 수면패턴을 분석한 후 수면을 방해하는 핸드폰 사용의 제한 및 규칙적인 기상 시간을 포함시킨 실천 가능한 건강증진 전략을 구체적으로 작성함. 이를 가족에게 적용한 '가족 건강 프로젝트'에서 동생과 자신의 건강 문제를 우선순위로 나열하여 비만과 시력 저하를 건강 문제로 선정함. 문제 해결을 위해 핸드폰 사용시간을 운동시간으로 변경하며 동생과 함께 할 수 있는 운동을 날짜별로 작성한 계획서를 제출하고 한 달간 실천 후 몸무게의 변화와 인공눈물 사용 횟수를 그래프로 표현하며 체형의 변화를 영상으로 제작하여 결과를 발표함. 유머러스한 발표 자료가 탁월했으며 한 달간의 프로젝트를 끈기 있게 수행한 성실성이 돋보임.

- '성장 발달과 생애주기별 건강검진' 발표 활동에서 영유아 시절부터 성인에 이르는 건강검진의 주기를 성장 발달과 연결 지어 도표로 도식화하여 발표함. 어릴 때부터 진료를 받은 병원에서 확인 가능한 건강검진 자료 중 학생 건강검진 자료만 빠져 있는 것을 확인하고 생애 건강검진의 연계성이 중요함을 주장함. 심화 주제학습에서는 생애주기별 건강검진 중 '국가 암 검진 사업의 중요성'을 주제로 50세 위암 환자의 사례를 제시하며 개인의 생활 습관과 사회적 분위기의 중요성을 강조함. 우리나라 위암 발생률과 위암 발생 원인을 통계 포털과 전문 사이트를 통해 찾아 분석하여 다른 나라의 위암 발생률과 우리나라 위암 발생률의 연도별 추이를 그래프로 제시한 보고서를 제출함. 위암 발생 원인으로는 식습관과 스트레스, 특히 맵고 짠 음식을 즐겨 먹는 한국인의 식습관이 장애요인으로 작용하고 있어 위암 환자를 위한 실제적 도움 방안으로 암 발생 시 국가에서 받을 수 있는 혜택을 안내하는 국가지원 제도 안내서를 그래픽 디자인을 활용한 미니북으로 제작하여 지역사회 주민들에게 제공하는 것을 제안함. 건강증진 전략 수립을 위해 필요한 자료를 찾고 비교 분석하는 역량이 뛰어나며 배운 것을 이해하는 것에 그치지 않고 실제적 적용에 힘쓰며 개인의 변화분 아니라 공동체의 건강증진을 위한 변화에 관심을 가지고 의견을 개진하는 모습이 인상적임.

📖 독서활동에 따른 관련학과별 세부능력 및 특기사항 기재 예시

구분	관련학과	세부능력 및 특기사항 예시
자연계열	• 생물학과 • 생명과학과 • 의생명과학과	• '생체리듬의 과학(사친판다)'을 읽고 생체리듬의 중요기관이 눈과 간에 있다는 것을 새롭게 알고 건강 유지를 위해 양질의 수면과 식사 시간이 중요함을 강조한 독후감을 제출함. 작년 보건실 방문 통계자료를 활용하여 복통으로 인한 보건실 방문 횟수가 22% 임을 지적하며 복통의 원인으로 생체리듬의 불균형일 가능성을 제기함. 교내 주요 질병인 복통을 해결하기 위해 야식 근절과 양질의 수면시간 확보의 중요성을 강조한 보고서를 작성하고, 이에 그치지 않고 캠페인을 통하여 홍보함.
의약계열	• 의학과 • 건강관리학과	

○ 세특작성 예시

성취기준4

2022	[12보건01-04] 건강관리의 역사를 통해 건강관리에 대한 관점과 전략을 비판적으로 검토하여 건강관리 및 제도 변화 모색에 시사점을 적용한다. [성취기준 해설 및 적용 시 고려 사항] 주요 건강 지표 중 구체적인 사례를 선정하여 의학적·문화적 관점에서 분석하도록 하고, 지역사회·국가별 건강 지표를 비교·분석하여 건강 증진의 우선순위를 파악한다. 국가 통계 포털 보건 분야, 청소년 건강 행태 조사, 국민 건강 영양 조사, OECD 보건통계 등 데이터에 관련된 사이트나 자료 들을 찾아 건강 평가 및 건강관리 전략에 건강지표를 적절하게 활용하도록 한다. 건강 개념의 다양한 측면, 건강관리 전략, 옹호 활동 등에 주체적이고 능동적인 참여가 이루어질 수 있도록 학습자의 관심과 수준을 고려하고, 건강을 단순한 생활 습관의 문제로 한정하는 등 개인에게만 건강에 대한 책임을 씌우거나 낙인을 찍지 않도록 유의한다.
2015	[12보01-02] 지역사회, 국가 수준에서 활용되는 건강 지표의 의미를 해석하고 건강 관리 측면에서 수준별 건강 지표를 비교,분석한다.

세부능력 및 특기사항 기재 예시 – 공통

- '건강을 표현하는 다양한 지표 찾기' 활동 중 삶의 질을 나타내는 지표에 대해 조사하고 '필요할 때 의지할 친구나 가족의 유무'가 이에 속한다는 사실을 근거로 신체의 건강 뿐만 아니라 사회문화적 건강이 점점 더 중요해지고 있다는 자신의 의견을 논리적으로 발표함. '우리 반 보건복지부 장관 OOO' 모둠 활동 중 차관의 역할을 맡아 국민건강증진종합계획의 내용 변화를 1차부터 5차까지 비교 분석하는 글을 작성하여 동료 학습자에게 공유함. 국민건강증진종합계획의 내용을 학급에 적용 시 여러 내용 요소 중 건강생활 실천이 가장 중요하다고 자신의 의견을 주장하였으며, 그 이유를 학생들이 일상생활에서 손쉽게 실천할 수 있는 실현 가능성과 건강 결정 요인 중 개인의 생활 습관의 영향이 50% 이상이라는 라론드 보고서를 근거로 제시함.
이를 토대로 학급 내 건강 문제인 학업 스트레스를 줄이고 의지할 친구가 없다고 생각하는 학생이 없도록 하는 방안을 마련하자고 함. 모둠 토의를 통해 스트레스를 줄이는 방법으로 쉬는 시간 3분 스트레칭을 제안하였고, 의지할 친구 만들기 활동으로 하루에 5명에게 '긍정의 말하기'를 제시하여 친구들로부터 긍정적인 피드백을 받음. 구체적인 스트레칭 방법과 긍정의 말 예시를 포스터로 작성하여 교실에 게시하고 친구들의 참여를 독려하여 문제 해결을 위한 적극적인 실천 태도를 보임.

Chapter 2. 영역별 세부능력 및 특기사항 작성 예시와 참고도서 안내

 독서활동에 따른 관련학과별 세부능력 및 특기사항 기재 예시

구분	관련학과	세부능력 및 특기사항 예시
인문계열	• 사회복지과 • 보건복지과 • 복지경영학과	• 도서 '아픔이 길이 되려면(김승섭)'을 읽고 위험한 작업장이 금연율을 낮추고, 인간면역결핍바이러스 치료약 공급을 전적으로 민간보험에 맡겨둔 지역사회가 에이즈 사망률을 높인다는 사실을 언급하며 인간의 질병을 일으키는 원인을 개인이 가지고 있는 원인만이 아니라 그 원인을 일으킨 사회적인 원인을 생각해야 한다는 부분에 강력히 동의하며 건강한 삶을 위해 공동체의 의식 개선과 건강한 환경을 제공하기 위한 국가의 노력이 반드시 필요하다는 의견을 제시한 감상문을 제출함.
의약계열	• 의학과 • 건강관리학과	

성취기준5

2022	[12보건01-05] 개인·공동체의 질병예방과 건강관리에 건강생활기술과 건강관리모델을 적용하여 평가하고, 국가적·국제적 수준의 건강문제와 이에 대한 건강옹호 방안을 탐색한다. [성취기준 해설 및 적용 시 고려 사항] 건강생활기술은 사회적 맥락 속에서 이해하고 자신의 대처 능력과 활용가능한 자원을 파악하여 현실적인 수준에서 기능할 수 있도록 한다. 건강과 관련된 다양한 측면과 입장, 잘못된 고정관념과 편견, 차별 등을 돌아보고 서로 다른 입장에 대해 근거를 공유하고 균형 있는 관점을 유지하여, 건강을 추구하려는 바람직한 태도에도 불구하고, 관계 속에서 오히려 건강을 저해하는 일이 발생하지 않도록 유의한다.
2015	[12보07-02] 공동체의 건강 의사 결정 사례를 합리성을 근거로 평가하고, 공동체의 건강 문제 해결을 위한 목표 설정, 대안 탐색, 조정, 계획 수립, 실천 및 평가 등 의사 결정 방안을 제시한다. [12보07-03] 국가적, 국제적 수준에서 직면한 건강 문제를 탐색하고, 건강 정보·자원의 활용과 관련지어 건강 증진 옹호 활동에 참여한다.

세부능력 및 특기사항 기재 예시 - 공통

- 공동체의 건강 증진을 위한 의사결정 과정을 학습하고 우리 학교 건강전략 수립 모둠활동에 적용함. 모둠원들과 토의를 통해 1순위로 선정된 우리 학교의 건강 문제인 비만에 관한 구체적인 건강 관리 전략을 제시함. 비만 예방을 위한 개인의 노력으로 하루에 최소 30분 이상 걷기, 간식을 최소화하기, 충분한 수면을 취하기 등에 대해 안내 자료를 제작하여 학급에 부착함. 또한 개인과 공동체의 건강증진을 위해서는 개인의 생활 양식뿐만 아니라 사회·문화·제도 등을 건강하게 변화시키려는 노력이 필요하다고 강조하여 설명함. 비만 문제는 전 세계에서 21세기 신종 전염병으로 지목하였다고 설명하며 코로나19 팬데믹 이후 비만율이 큰 폭으로 증가했다는 통계를 근거로 제시함.

 비만 문제는 국제적 수준에서 함께 해결해야 할 심각한 문제라고 언급하며 세계 비만 문제에 대해 심화 탐구활동을 진행함. 소득수준의 양극화로 사회경제적으로 취약한 가정에서 건강하지 못한 식사와 신체활동의 기회가 감소하여 역설적으로 비만 문제가 심각해지고 있다고 그래프 자료를 활용하여 발표함. 건강 증진 옹호 활동에 관심이 많으며, 정보활용능력과 비판적 사고력이 돋보이는 학생임.

 독서활동에 따른 관련학과별 세부능력 및 특기사항 기재 예시

구분	관련학과	세부능력 및 특기사항 예시
의약계열	• 의학과 • 간호학과 • 건강관리학과	• 도서 '비만이 사회문제라고요?(박승준)'를 읽고 비만은 고혈압, 당뇨, 암 등 다른 만성질환처럼 사회경제적으로도 막대한 비용이 요구되는 질병이며, 개인의 문제를 넘어 사회문제로 인식해야 한다는 내용의 독후감상문을 제출함. 비만 문제를 해결하기 위해서는 개인의 식습관 개선이 필요하지만 사회적으로 건강한 식품 소비를 위한 환경을 마련하고, 고도비만자 치료 및 관리 지원 강화 등 제도적 개선이 필요하다고 자신의 생각을 작성함.
사회계열	• 공공행정학과 • 보건행정학과	

보건과 수업에 참고할 만한 도서 Ⅰ

건강증진과 질병예방

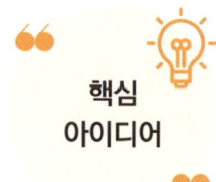

핵심 아이디어

- 건강은 우리 삶의 질에 중요한 가치를 가지며 총체적으로 행복한 상태를 추구하는 공통성이 있지만 여러 측면이 있으므로 해석과 수용이 다양하다.
- 개인과 공동체의 건강증진은 건강에 영향을 미치는 다양한 요인을 고려한 포용성, 시민성을 토대로 건강관리 역량을 강화하고, 공동체가 함께 전략을 수립하며 협력적으로 실천할 때 가능하다.

도서명	아픈 몸을 살다/아서 프랭크/봄날의책/2017
관련 내용요소	• [12보건01-01] 다차원적 건강개념과 건강영향요인
단원과의 연결	• 심장마비와 암을 겪은 의료사회학자인 저자는 질병을 건강과 대비되는 개념이 아닌 질병을 삶의 진정한 가치를 찾아갈 수 있는 기회로 보는 시간을 제시합니다. 건강의 개념을 다양한 관점에서 살펴보는 데 도움이 되고 질병을 통해 삶을 새롭게 조망하면서 삶의 가치를 새로운 방식으로 생각해 보도록 이끌어 주는 책입니다.

도서명	10대와 통하는 건강이야기/권세원외/철수와영희/2020
관련 내용요소	• [12보건01-01] 건강의 가치와 다차원적 개념 탐구하기
단원과의 연결	• 건강과 관련된 다양한 직업군의 전문가들이 건강권을 기초로 우리 사회와 삶의 현황과 추이들을 분석하여 다양한 대안들을 제시합니다. 생명의 존엄성, 기후변화에 따른 건강 문제, 관계와 건강, 생활환경과 건강, 마음건강, 미디어와 건강 등 다양한 주제들에 대해 각각 소제목 형식으로 2~3페이지 정도의 짧은 글들로 구성되어 있어서 수업 시간에 함께 읽고 생각해 보기 편한 책입니다.

도서명	새로 만든 내몸 사용설명서/메멧 오즈 외/김영사/2014
관련 내용요소	• [12보건01-02] 몸과 마음의 신호와 변화
단원과의 연결	• 몸속 곳곳을 탐험하며 우리 신체의 각 기관이 어떻게 기능하고 노화하는지에 관해 설명하고 있는 책입니다. 전 세계 독자들이 보내온 신체에 대해 궁금한 점에 대해 답하고 있습니다. 세밀한 그림과 함께 우리가 알고 있다고 생각했던 상식을 깨뜨리고 진실을 알려줍니다. 정확하지 않은 건강 정보에 대해 경고하고 건강 정보의 진실과 오해 등을 설명하고 있습니다.
기타	• 신체구조와 기능을 그림과 함께 잘 설명하고 있습니다.

○ 세특작성 예시

도서명	위저드베이커리/구병모/창비/2022
관련 내용요소	• [12보건01-02] 건강의 가치와 다차원적 개념 탐구하기
단원과의 연결	• 책의 후반부 고통스러운 일이 벌어지기 전의 상태로 돌아가도록 마법을 사용하는 선택과 그냥 지금의 현실을 받아들이고 힘든 삶을 살아가는 선택 중 어느 선택도 주인공에게 완벽한 삶을 보장하지 않는다는 내용입니다. 힘든 선택이지만 어느 쪽이든 '내가 선택하는 것이다'라는 메시지를 남기며 학생들에게 선택에 따른 결과의 다양한 모습을 생각해 보도록 이끌어 줄 수 있습니다.

도서명	환자혁명/조한경/에디터/2017
관련 내용요소	• [12보건01-03] 건강생활기술과 건강자원, 건강관리하기, 건강지향적 환경 개선 의지
단원과의 연결	• 제약회사의 현실을 실제적이고 수치적으로 나열하고 제약회사에 의한 의료계를 비판하며 약물복용에 대한 고민을 시사한 책입니다. 암, 심장마비, 감기 등의 약물 사용에 대한 경각심을 일깨워주고 건강 유지를 위한 해결 방법을 누구나 알고 있는 잘 먹고 잘 자고 잘 쉬는 것이라는 내용을 과학적 근거와 수치로 제공하여 설득력을 지니고 있습니다.

도서명	에이징솔로/김희경/동아시아/2023
관련 내용요소	• [12보건01-03] 건강요구와 지지·장애요인 분석하기, 생애주기별 건강특성을 제도와 연관하여 이해하기
단원과의 연결	• 에이징 솔로는 혼자 나이 들어가는 상태를 의미합니다. 2021년 기준 1인 가구는 33.4%에 이르고 '정상가족'이라 불리는 부부와 자녀와 구성된 가구(29.3%)보다 많습니다. 인터뷰를 통해 현재 4050솔로로 살아가는 이들의 살아가는 방법과 고민들을 담은 책입니다. 외로움과 고립감을 해결하는 요령과 응급상황을 대처하는 방법들을 공유하며 병원에서 요구하는 보호자의 문제점 등을 지적하기도 합니다. 시대적 가족 변화에 따른 건강관리를 이야기할 때 도움이 될 수 있는 책입니다.

도서명	생체리듬의 과학/사친판다/세종서적/2020
관련 내용요소	• [12보건01-03] 건강생활기술과 건강자원, 건강관리하기, 건강관리의 생활화, 몸과 마음의 신호와 변화, 건강 가치화와 건강관리 및 건강증진 실천 의지
단원과의 연결	• 생물학 연구소 교수로 생체리듬 연구 분야의 선두 주자인 저자는 건강한 생활습관을 위해 무엇을 할 것인가 보다 언제 할 것인가에 주안점을 두기를 권하고 있습니다. 생활습관의 간단한 변화로 건강을 유지할 수 있는 아이디어와 실천 방법들을 제공하고 있습니다. 특히 수면시간과 식사 시간의 중요성을 강조하며 다양한 실험 결과와 더불어 근거 있게 설명하고 있습니다. 다양한 건강 관련 체크리스트를 제공하고 건강한 수면과 식사를 위한 다양하고 쉬운 적용 방법도 제시하고 있어 학생들과 함께 또는 개인적으로 읽도록 권하기에도 좋은 책입니다.

Chepter 2. 영역별 세부능력 및 특기사항 작성 예시와 참고도서 안내

도서명	복지의 원리/양재진/한겨레 출판/2020
관련 내용요소	• [12보건01-04] 개인과 공동체, 국가의 질병예방과 건강관리, 건강관리의 역사와 제도 및 모델, 건강에 대한 사회적 지지와 역할 및 책임
단원과의 연결	• 우리나라의 의료복지와 의료보장 및 국민건강보험에 대해 설명하고 있습니다. 다소 내용이 전문적이나 잠시 읽을 자료제공으로 적당한 책이라고 생각합니다.

도서명	아픔이 길이 되려면/김승섭/동아시아/2017
관련 내용요소	• [12보건01-04] 건강에 대한 사회적 지지와 역할 및 책임, 건강 지표를 분석하여 활용하기, 건강지향적 환경 개선 의지, 소통과 협력하며 반성과 인식 개선, 다차원적 건강 개념과 건강영향요인
단원과의 연결	• 의학과 역학을 이용하여 차별과 고용불안 같은 사회적 요인이 사회적 약자의 건강을 어떻게 해치는지 연구한 자료를 알기 쉽도록 설명한 책입니다. 학교폭력에 대한 내용, 낙태금지 시 벌어지는 일들, 영양결핍 시절의 태아의 삶에 대한 연구결과(가난을 몸에 새기고 태어난다), 개인에게 발생한 질병의 원인을 발생시킨 근본적인 원인을 사회적으로 찾고자 하는 시도를 보여줍니다. 직업병과 관련된 연구, 세월호 참사 이후 남겨진 아이들에 대한 국가적 지지, 동성애자, 교도소 수감자에 대한 이야기들을 통계와 그래프로 설명하고 있습니다.
기타	• 직업병, 건강권과 같은 단원에서도 유용하게 사용될 수 있는 책이라고 생각합니다.

도서명	미래의 당신을 위한 보건의료입문서/강주성/행복한책읽기/2022
관련 내용요소	• [12보건01-04] 건강관리의 역사와 제도 및 모델, 건강에 대한 사회적 지지와 역할 및 책임, 개인·공동체·국가의 건강옹호와 협력 및 네트워크
단원과의 연결	• 백혈병, 복합장애인으로 살아가고 있는 보건 의료운동가인 저자가 간호법을 주제로 변화하고 있는 우리 사회의 간호와 돌봄의 영역의 안정화를 위해 병원 진료와 의료법 안에만 속해있는 간호사의 활동 영역의 확대를 주장하는 책입니다. 간호사 스스로의 의식 개선과 간호와 돌봄의 영역의 중요성을 주장하고 간호 간병 통합서비스 등의 문제점을 꼬집고 있습니다. 보건 의료에 대한 법적인 부분과 고령화와 만성질환이 많아지는 변화에 대한 대응을 고민하게 하는 책입니다.

도서명	비만이 사회문제라고요?/박승준/초록서재/2021
관련 내용요소	• [12보건01-05] 건강생활기술과 건강자원, 개인·공동체·국가의 건강옹호와 협력 및 네트워크
단원과의 연결	• 이 책은 비만의 개념과 함께 현대의 먹거리의 문제점을 살펴봅니다. 지나친 육류 소비, 가공식품 문제, 개발도상국의 비만율 등을 다루며 비만의 문제는 개인 건강의 문제를 넘어 사회 문제로 인식해야 한다는 내용을 담고 있습니다.
기타	• 청소년들이 비만과 음식에 대해 생각하고 함께 토론해보는 계기를 제공합니다.

○ 세특작성 예시

도서명	세계사를 바꾼 10가지 감염병/조지무쇼/사람과나무사이/2021
관련 내용요소	• [12보건01-05] 건강생활기술과 건강자원, 개인·공동체·국가의 건강옹호와 협력 및 네트워크
단원과의 연결	• 세계사를 바꾼 페스트, 인플루엔자, 이질, 황열병 등의 감염병을 다룹니다. 인류가 감염병을 대처하며 유럽 근대화를 앞당기고 중요한 역사적 변곡점마다 영향을 준 이야기를 담고 있습니다. 감염병이 개인의 건강뿐 아니라 국가적, 국제적 수준의 건강 문제임을 알 수 있습니다.
기타	• 코로나19 팬데믹을 겪으며 감염병 위기 상황이 어떻게 세상을 변화시키는지 생각해 보게 합니다.

도서명	왜 세계의 절반은 굶주리는가?/장 지글러/갈라파고스/2016
관련 내용요소	• [12보건01-05] 건강생활기술과 건강자원, 개인·공동체·국가의 건강옹호와 협력 및 네트워크
단원과의 연결	• 빈곤과 사회구조 사이의 관계에 대해 명확하게 설명하며 인도적 관점도 함께 이야기합니다. 세계 곳곳에서 기아를 극복하기 위해 불평등한 구조를 뛰어넘어 인류가 연대하고 서로 돕는 구조를 만들기를 희망하는 책입니다. 청소년들이 비참하게 살아가는 세계의 이웃들을 돌아보게 함으로써 세계시민의 자세를 일깨워주는 계기가 될 것입니다.
기타	• 이 책의 저자인 장 지글러는 유엔 인권위원회 식량 특별 조사관을 지낸 기아 문제 전문가입니다.

도서명	우리를 구할 가장 작은 움직임, 원헬스/듣똑라/중앙북스/2021
관련 내용요소	• [12보건01-05] 건강생활기술과 건강자원, 개인·공동체·국가의 건강옹호와 협력 및 네트워크
단원과의 연결	• 이 책에서 팬데믹 시대를 살아가는 현대인들에게 가장 필요하다고 꼽은 원헬스(One Health)의 개념은 '하나의 지구, 하나의 건강'이라는 의미를 갖습니다. 인간, 동물, 환경의 안녕과 건강이 서로 연결되어 있음을 뜻하는 이 용어는 인간을 포함한 생태계의 건강이 모두 연결되어 있다는 인식을 줍니다. 팬데믹을 단순히 현상만 분석하는 데 그치지 않고 근본적 원인을 탐구하며 깊이 있고 신선한 통찰력을 제공합니다.
기타	• 이 책의 저자인 '듣똑라'는 온라인 팟캐스트를 만드는 팀으로 기자, PD, 마케터로 구성되어 있습니다.

도서명	바이러스 폭풍의 시대/네이션 울프/김영사/2015
관련 내용요소	• [12보건01-05] 건강생활기술과 건강자원, 개인·공동체·국가의 건강옹호와 협력 및 네트워크
단원과의 연결	• 역사적 자료들을 바탕으로 인간과 바이러스 간의 관계를 밝혀내고, 근래 대유행 바이러스 전염병의 상황을 유난히 자주 맞을 수밖에 없는 이유가 무엇이며, 이런 유행병들에 어떻게 대처해야 하는지 살펴봅니다. 더불어 대유행 바이러스 전염병을 박멸할 수 있는 범세계적 면역체계를 만들기 위한 노력을 소개하며 미래의 전세계적 전염병을 예방하기 위해 우리가 무엇을 알고 어떻게 준비해야 하는지에 대해 고민하게 합니다.
기타	• 이 책의 저자는 생물학자이자 바이러스 전문가로 연구와 예방에 힘쓰고 있습니다.

정서와 정신건강

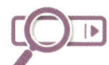 **2022 개정 보건과 교육과정의 목표**

건강의 가치와 다양한 건강 개념, 몸과 마음에 대한 균형 있는 지식과 태도, 기술을 발전시키는 한편, 건강 영향요인을 고려하여 일상생활을 행복하고 건강하게 관리할 수 있다. 이를 토대로 건강 안전을 위협하는 건강문제 상황에서 건강생활기술과 건강자원, 정보를 유연하게 활용하여 건강문제를 해결하고 질병 상태에서도 친구와 가족, 공동체와 함께 건강하게 살아가며 안전하게 대처할 수 있다. 나아가 개인과 공동체의 건강증진에 기여하고 급변하는 환경과 미래 세대 건강문제에 창의적으로 대응하고, 공감적 이해력, 협력적 의사소통 등을 바탕으로 건강을 옹호하고 건강지향적 환경을 추구하며 포용성, 종합성, 시민성을 갖추어 삶의 질을 높인다.

(1) 다양한 건강 개념을 토대로 몸과 마음의 상태와 건강 영향요인을 고려하여 건강생활을 실천하고 균형 있게 삶의 질 향상과 행복을 추구하며 건강을 관리할 수 있다.

(2) 건강생활기술을 단련하여 성, 정서, 중독 등 다양한 건강문제에 대해 안전하고 행복한 선택을 할 수 있고, 위험요인과 지지·협력 체계를 평가하여 창의적으로 건강문제를 해결할 수 있다.

(3) 건강 안전을 위협하는 각종 질병과 위험요인을 사전에 파악하고 대비하며 공동체의 대응 체계를 발전시켜, 질병이 있어도 함께 건강하게 살아가며 응급상황에 안전하게 대처할 수 있다.

(4) 건강권의 역사, 건강정보, 건강자원 및 법과 제도를 탐색하고 건강 문해력과 디지털 문해력을 배양하여, 개인과 공동체의 건강증진과 건강지향적 환경을 옹호할 수 있다.

(5) 건강문화와 기후변화, 감염병 등 사회·문화적 환경 변화가 건강에 미치는 영향 및 대응 방안을 비교·분석하고 건강문화를 건강지향적으로 개선하려는 태도로 개선방안과 국제연대를 탐색할 수 있다.

Chepter 2. 영역별 세부능력 및 특기사항 작성 예시와 참고도서 안내

2 정서와 정신건강

성취기준1

2022	[12보건02-01] 의약품 오·남용의 개인적, 사회적 위험과 영향요인을 분석하고 문화적 제도적 변화를 고려하여 의약품을 안전하게 선택할 수 있다. [성취기준 해설 및 적용 시 고려 사항] 약물 오·남용, 흡연·음주에 관한 통계 및 논문, 뉴스, 연구보고서, 인터넷 자료 등을 활용하여 현황을 분석하고, 문제점을 탐색하여 적절한 이론과 사실에 근거하여 설명하고 대처할 수 있는 능력을 함양하도록 한다. 또한, 도움이 되는 인적, 물적 자원을 제시하고, 다양한 상황에 따른 선택과 거절 기술, 지지체계 활용 등 적절한 전략을 실천하도록 상황극, 토론, 연습과 시범 등을 활용하여 지도한다.
2015	[12보04-01] 약물 오·남용이 건강에 미치는 영향을 탐색하고 의약품의 안전한 사용법을 제시한다.

세부능력 및 특기사항 기재 예시 – 공통

- 약물 오·남용이 건강에 미치는 영향을 학습하고 청소년들의 약물 남용 사례를 조사하여 문제점을 탐색하였으며, 약물 남용을 예방하기 위한 방안을 모색하는 활동을 진행함. 청소년기에는 호기심으로 약물을 복용하는 경우가 가장 많다는 통계자료를 제시하며 대중매체와 인터넷의 영향을 받기 쉬운 청소년기에 올바른 건강 정보를 접하는 것이 중요하다고 설명함. 또한, 모둠원들과 약물 권유 거절법에 대한 시나리오를 작성하여 상황극을 통해 시범을 보임. 청소년기는 또래 집단의 영향을 많이 받으므로 또래 집단의 압력을 받을 때 도움을 요청하거나 스스로 거절 의사를 밝혀야 한다고 강조함. 최근 청소년들의 인터넷 비대면 거래 증가로 마약 전파가 가속화되고 있다는 뉴스 영상을 시청하고 청소년을 대상으로 마약 예방교육을 확대해야 한다는 의견을 제시하였으며, 모둠원들과 함께 약물 오남용 예방 포스터를 제작하여 학교 게시판에 부착함. 최근 이슈가 되고 있는 사회 문제에 대해 깊이 고민하는 모습을 보였으며 사회 현상을 바라보는 통찰력과 논리적으로 자신의 생각을 표현하는 능력이 뛰어남.

○ 세특작성 예시

📖 독서활동에 따른 관련학과별 세부능력 및 특기사항 기재 예시

구분	관련학과	세부능력 및 특기사항 예시
자연계열	• 화학과 • 생명과학과 • 의생명과학과	• 도서 '위대하고 위험한 약 이야기(정진호)'를 읽고 플라시보 효과가 신경생리학적으로 효과가 입증이 되었다는 것에 관심을 갖고 플라시보를 처방으로 활용하는 사례를 추가 탐색하여 독후감상문을 제출함. 위약을 먹고 증상이 좋아질 것이라고 기대하면 엔도르핀이 분비되어 통증이 줄어들게 되며 특히 통증 치료와 류머티즘 치료, 수면 장애 등을 치료하는데 활용한다는 것을 새롭게 알게 되었다고 작성함.
의약계열	• 의학과 • 약학과 • 건강관리학과	

🎵 성취기준2

2022	[12보건02-02] 물질 및 행위 중독의 특성, 위험과 영향요인을 분석하고, 개인적, 사회적 측면에서 중독 예방과 지지체계를 탐색하여 제시한다. [성취기준 해설 및 적용 시 고려 사항] 인터넷 등 플랫폼 사이트와 데이터베이스 등을 통해 공동체의 건강문제들을 이해하고 행위 및 물질중독이 신체·생리적, 사회적으로 미치는 영향을 탐색하고 평가하여 비판적이고 통찰력 있는 시각으로 실생활에 적용할 수 있도록 지도한다.
2015	[12보04-01] 흡연·음주의 폐해와 위험요인을 조사하고 흡연·음주 예방 및 대처 방법을 옹호한다.

📖 세부능력 및 특기사항 기재 예시 – 공통

• 청소년 중독에 대해 이해하고 중독을 예방하기 위한 방안을 개인적 측면과 사회적 측면까지 고려하는 문제 해결역량이 우수한 학생임. 물질 및 행위중독의 특성과 관련한 조별 활동을 통하여 '흡연과 음주가 청소년기 학생들에게 미치는 영향'을 통계자료 등을 활용하여 뉴스 대본으로 체계적으로 작성하고 아나운서 역할을 맡아 발표함.
정확한 발음으로 정보를 전달하여 친구들로부터 아나운서 같다는 평가를 들었고 차분한 목소리로 학생들의 집중을 이끌어 내었으며, 다른 학생의 발표를 경청하고 핵심적인 내용을 요약하여 동료평가에서 우수한 피드백을 받음. 개별 활동에서는 청소년들이 쉽게 중독에 빠지는 것이 개인적 요인뿐 아니라 대학 입학이라는 단 하나의 목표를 가지고 학업 성취만을 중요하게 생각하는 사회적 측면 또한 영향을 주고 있음을 다양한 연구 결과 및 통계자료를 활용하여 지적함. 중독 예방을 위해 개인적 측면에서는 스트레스 지수를 낮출 수 있는 운동, 음악 등의 활동이나 심호흡이나 명상법 등을 활용할 수 있음을 제시하였고 사회적 측면에서는 중독 예방 교육프로그램이 일부 지역에서만 운영되는 등 접근성이 떨어지는 것을 지적하여 중독 예방 교육을 확대하고 치료와 재활 프로그램을 활용할 수 있는 환경을 마련하는 것이 중요하다는 내용에 대한 보고서를 작성함. 걷기 효과를 연구한 학술자료와 평소 걷기 활동을 통해 자신의 감정을 인식하고 부정적인 감정을 해소하는 자신의 경험을 연관지어 걷기 등의 신체활동이 스트레스, 불안감, 우울증을 감소시켜 정신건강에 도움이 되며 심폐기능을 향상시키고 혈액순환을 개선하는 등 신체적 건강에도 긍정적인 효과를 가져온다는 주장을 펼침. 걷기 앱, 다양한 인증 방법을 통하여 자기 자신을 스스로 통제하는 방법을 제시하여 일회성에 그치지 않고 꾸준하게 실천할 수 있는 방법을 고민한 모습이 돋보임. 걷기 활동을 꾸준하게 실천하여 건강한 생활 습관을 형성하는 자기관리 역량이 뛰어나며 주변 친구들에게 소개하여 동기를 부여하는 건강 옹호 역량이 우수한 학생임.

 독서활동에 따른 관련학과별 세부능력 및 특기사항 기재 예시

구분	관련학과	세부능력 및 특기사항 예시
인문계열	• 심리학과	• 자기 이해를 위한 독서 활동에서 '자존감 수업'이라는 책이 정신과 의사(또는 심리 상담사)에 부합한다는 책이라 생각되었다며 책을 선정한 이유를 밝힘. 비경쟁 독서 토론 활동에서 감정을 조절하기 위해서는 먼저 감정을 직시할 줄 알아야 하며 다른 사람을 이해하기 위해서는 자기 스스로에 대한 이해가 바탕이 되어야 한다고 표현함. 자신도 책 속의 주인공처럼 스트레스로 위협받는 청소년들의 이야기를 잘 들어주고, 전문가다운 답변을 주고 싶다고 함.
교육계열	• 교육학과	
의약계열	• 간호학과 • 의학과	

성취기준3

2022	[12보건02-03] 정서·정신건강을 이루는 요소와 관련된 개인적, 사회적 요인을 연계하여 탐구하고, 자아 존중감과 회복 탄력성 및 유대 증진 방안을 도출하여 건강을 관리한다. [성취기준 해설 및 적용 시 고려 사항] 정서·정신건강 상태 및 관련된 병리가 개인적, 사회적 조건과 관련되어 있음을 통찰하고, 행복하거나 불행한 감정에 대한 의미를 해석하여 공동체의 노력을 탐색하도록 한다.
2015	[12보06-01] 자아존중감과 회복 탄력성의 관계 및 중요성을 이해하고, 회복 탄력성 증진을 위한 실천방안을 제시한다.

○ 세특작성 예시

 세부능력 및 특기사항 기재 예시 - 공통

- 사람에 대한 관심이 많고 타인의 감정을 사회적 맥락 속에서 이해하는 공감 능력이 돋보이며, 모둠원의 이야기를 경청하고 자신의 의견을 표현하는 의사소통역량이 뛰어난 학생임. '로젠버그의 자존감 테스트'를 통해 자신의 자존감 수준을 파악하고 조별 활동에서 친구들과 소통함. 학생들이 자존감 하락을 경험하고 있고 무기력함이 일상에 있다는 것에 공감을 표현하며 조원들 이야기를 경청함. 롤링 페이퍼 작성하기 활동에서 친구들의 강점을 구체적으로 서술하고 어려움에 공감하는 내용을 작성하여 큰 힘이 되었다는 동료평가를 받음. '나의 인생곡선 그리기 활동'에서 자신의 과거와 현재, 미래의 상황을 표현하며 자기 삶의 여정을 돌아보고 이해하는 활동을 함. 과거 좋았던 경험뿐만 아니라 힘들었던 경험에 대해서도 솔직하고 담백하게 이야기하며 자신의 열등감을 극복한 방법을 발표함. 본인은 내성적인 성격으로, 친구들과 잘 지내고 싶은 속마음과 달리 관계 형성에 힘든 점이 있었으나 인간 심리와 관련된 책을 즐겨 읽던 중 적극적인 경청의 중요성을 깨닫고 친구들에게 적극적으로 다가가 이야기를 잘 들어주려고 노력하자 어느새 자신의 고민을 이야기하려 친구들이 먼저 다가오는 경험을 했다고 함. 자신과 같은 어려움이 있는 친구가 있다면 자신의 경험을 바탕으로 도와줄 수 있다며 적극적인 태도 보임.

 독서활동에 따른 관련학과별 세부능력 및 특기사항 기재 예시

구분	관련학과	세부능력 및 특기사항 예시
인문계열	• 심리학과	• 도서 '회복탄력성(김주환)'을 읽고 독후감을 작성하는 활동에서 성공 여부가 중요한 것이 아니라 실패에 대해 두려움을 느끼지 않고 다시 도전하는 것이 중요하다는 것을 알았다며 느낀 점을 작성함. 회복탄력성은 반드시 성공해야겠다는 의지를 지닌 상태가 아니라 실패에 대한 두려움이 없는 상태로 회복탄력성을 높이려면 어떤 일이 발생했을 때 스스로 긍정적인 사고를 유발할 수 있도록 습관화하는 것이 중요하다고 느낀 점을 서술함. 책을 통해 자신이 무엇을 하면 행복한지 생각해 보게 되었고 긍정적 사고를 키우기 위해 매일 3가지 이상 감사 일기를 쓰는 것이 도움이 되겠다고 생각하여 독서 후 활동으로 매일 감사일기 쓰기를 실천함. 정신건강의학과 의사가 되어 자신의 도움이 필요한 사람의 이야기를 잘 들어주고, 같이 고민하여 함께 해결해 나가는 따뜻한 마음을 가진 인간적인 의사가 되고 싶다고 표현함.
교육계열	• 교육학과	
의약계열	• 간호학과 • 의학과	

성취기준4

2022	[12보건02-04] 감정 및 정서가 삶에 미치는 영향과 행복 및 스트레스, 우울·불안·질병 등을 초래하는 상황의 조건과 의미를 탐구하여, 개인과 공동체의 행복한 삶의 양식을 지지한다. [성취기준 해설 및 적용 시 고려 사항] 건강하지 못한 사회와 문화에 대해 거부하고, 건강증진을 지향하는 태도를 발전시키도록 한다. 그리고 또래·가족·시민들에 대한 이해와 다양성 존중·옹호·연대를 지향하는 건강 가치, 국가나 공동체에 관한 관심과 애정 위에서 이루어지는 적극적인 참여의 태도 등 시민성을 기르며 건강을 추구할 수 있도록 한다.
2015	[12보06-02] 불안·우울 등의 감정을 유발하는 요인을 탐색하고, 자원 활용, 환경 개선 등 개인·사회적 대처 방안을 제시한다. [12보06-03] 자살을 유발하는 개인·사회적 위험 요인과 관련지어 개인·사회적 대처 방안을 제시한다.

세부능력 및 특기사항 기재 예시 – 공통

- 수업 중 다양한 활동 속에서 타인의 감정에 대한 이해도가 높고 다양한 인간의 모습을 수용하고 인정하려는 모습을 보이는 학생임. 문제적 상황 속에서도 긍정적인 측면을 발견하고 그 해결책을 제시하려고 노력하는 태도를 지녔음. '자신과 타인의 감정 이해하기' 조별 활동에서 모든 조원들이 자신의 경험을 이야기하는 것을 주저하고 있을 때 먼저 본인이 시험을 앞두고 겪은 불안과 조급함으로 인한 복통과 설사 경험을 이야기하여 분위기를 전환하였음. 또한 자신의 감정을 다루는 방법으로 잠을 충분히 자고 좋아하는 음악을 듣는 것이 감정 조절과 행복한 감정을 가지는 데에 도움이 된다며 솔직하게 이야기하여 활발한 소통의 분위기를 이끌어 냄. '청소년 자해 실태 현황' 발표 수행평가에서 우리나라 청소년들의 자해 주요 원인으로 청소년들에게 주어진 환경 및 부족한 지지체계를 손꼽고 자해 청소년들의 감정을 구체적으로 열거하며 반 친구들로부터 큰 공감을 이끌어냄. 특히 자해를 하는 일부 청소년들은 자살위기 학생이 될 수 있음을 설명하며 자살위기 학생에게서 나타나는 위험 징후들을 친구들이 알기 쉬운 구체적인 언어 표현으로 발표함. 발표의 후속 활동으로 반 학생들과 함께 위험 징후를 알리는 핸드폰 문자 만들기 활동을 진중하게 진행하였음. 친구의 자해 및 자살을 암시하는 당혹스러운 문자 수신에 어떻게 답변할지 모르겠다는 친구의 질문에 다양한 유형에 따른 답변 내용을 일목요연하게 제시하고 도움 받을 수 있는 사회적 지지체계 자원을 소개함.

독서활동에 따른 관련학과별 세부능력 및 특기사항 기재 예시

구분	관련학과	세부능력 및 특기사항 예시
인문계열	• 상담심리학과 • 심리치료학과 • 뇌인지과학전공	• 도서 '우울할 땐 뇌과학'을 읽고 우울증을 스스로 조절할 수 있을까 관심을 가지고 뇌의 해부학적 기관과 그 기관에서 분비되는 신경전달 물질을 연결하고 신경전달물질이 어떤 감정과 연관이 있는지 보기 쉽게 표로 정리하여 독후 감상문을 제출함. 인간이 감정을 인지하는 것에 신경전달물질이 많은 영향을 미친다는 것을 책을 통해 알게 되었고, 책에 나온 우울증 극복 방법에서 가장 인상 깊은 것 중 본인이 실행 가능한 것으로 감사 일기 쓰기, 심호흡하기 등을 골라 실천을 해 본 후, 실제로 마음을 진정시키고 긍정적인 생각을 갖는 것에 도움이 되었다고 서술함.
의약계열	• 의학과 • 건강관리학과 • 간호학과	

성취기준5

2022

[12보건02-05] 삶과 죽음 및 상실의 개인적, 사회적, 문화적 의미와 이에 대한 질문을 스스로 구성하고 응답하여 삶의 소중함을 깨닫고 죽음·상실에 대한 쟁점에 대해 의사 결정을 할 수 있다.

[성취기준 해설 및 적용 시 고려 사항] 건강하지 못한 사회와 문화에 대해 거부하고, 건강증진을 지향하는 태도를 발전시키도록 한다. 그리고 또래·가족·시민들에 대한 이해와 다양성 존중·옹호·연대를 지향하는 건강 가치, 국가나 공동체에 관한 관심과 애정 위에서 이루어지는 적극적인 참여의 태도 등 시민성을 기르며 건강을 추구할 수 있도록 한다.

2015

[12보06-04] 정신 건강 문제에 대한 편견이 개인·사회에 미치는 영향을 탐색하고, 정신 건강 증진 및 편견 해소 방안을 고안한다.

Chapter 2. 영역별 세부능력 및 특기사항 작성 예시와 참고도서 안내

세부능력 및 특기사항 기재 예시 - 공통

- '정신건강 문제에 대한 편견 체크리스트' 활동에서 본인은 정신질환자의 경우 '위험하고 사고를 일으킨다', '대인관계가 어렵다', '직장 생활을 못한다'라는 3가지 항목에 편견을 가지고 있음을 발견하였고 왜 그렇게 생각하는지를 친구들 앞에서 논리적으로 발표함. '정신장애에 대한 인식 개선' 활동에서 본인의 잘못된 편견에 대한 반대 의견을 내어보는 입장이 되어 포털사이트에서 정보를 검색함. 경찰청 통계자료와 칼럼 자료를 가지고 실제 정신질환자의 범죄율이 전체 범죄의 0.6%이고 강력 범죄 중에서는 2%에 불과한 것임을 제시함. 또한 강박 장애를 앓았던 스티브 잡스, 양극성 장애를 가진 세계적 자동차 CEO, 재임 기간 우울증을 앓았던 링컨 대통령의 사례를 들어 정신장애에 대한 인식개선의 필요성을 역설하였고 객관적인 자료를 제시함으로 잘못된 편견의 위험성을 친구들 및 자신에게 인지시킴. 또한 이에 대한 해결책으로 정신질환자를 바라보는 시선 전환을 위해 정신건강 문제에 대한 이해교육의 필요성을 발표함.

독서활동에 따른 관련학과별 세부능력 및 특기사항 기재 예시

구분	관련학과	세부능력 및 특기사항 예시
사회계열	• 사회복지학과 • 사회복지행정학과 • 의료복지학과	• 도서 '죽음이란 무엇인가'를 읽고 저자의 '죽음이 있기에 모든 삶은 가치가 있고 중요하다'는 내용에 깊은 공감을 하고 태어나서 죽기까지의 인생 곡선을 작성하여 제출함. 죽음이 끝이라면 최선의 삶을 위해 전략을 짜야 한다는 저자의 말을 최상단에 적어두고 나이대별로 인생 곡선을 그리고 목표를 적어 두었으며 그것에 이르는 장, 단기 계획을 적어 높은 집중력과 완성도를 보임
의약계열	• 의학과 • 건강관리학과 • 간호학과	

보건과 수업에 참고할 만한 도서 Ⅱ

정서와 정신건강

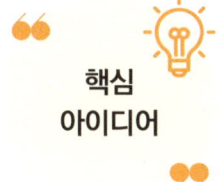

핵심 아이디어
- 물질 오·남용과 행위 중독은 개인과 사회의 건강 및 사회 문제와 관련이 있으므로 문제에 대처할 수 있는 내적인 힘, 생활 기술과 지지체계 및 환경 조성이 중요하다.
- 감정, 성격, 유대 등 정신건강을 이루는 요소들은 개인적 특성과 사회, 문화, 환경적 요인의 상호 작용에 영향을 받으며 삶의 질에 영향을 준다.

도서명	위대하고 위험한 약 이야기/정진호/푸른숲/2017
관련 내용요소	• [12보건02-01] 의약품 오·남용
단원과의 연결	• 이 책은 인류에게 약이 어떤 의미를 갖는지, 현대인이 약을 어떻게 대해야 하는지에 대한 내용을 다룹니다. 인류를 구한 약뿐만 아니라 건강과 죽음을 가르는 약들이 어떻게 독이 되는지 설명합니다. 약물 오남용이 건강에 미치는 영향을 살펴보고 올바른 약물 사용에 대해 함께 생각해 보는 계기를 제공합니다.
기타	• 이 책을 쓴 정진호 교수는 세계가 인정한 독성 학자이며, '약' 이야기를 과학자의 시선으로 풀어낸 책입니다.

도서명	강약중강약/황세진,정혜진/알마/2017
관련 내용요소	• [12보건02-01] 의약품 오·남용
단원과의 연결	• 각종 약의 성분 같은 의약품에 대한 전문적인 이야기부터 약의 오남용 예방을 위한 내용을 담고 있습니다. 제형에 담긴 뜻, 성분명을 알고 먹어야 할 필요성, 약에 대한 기본 지식과 폐의약품 처리 방법 등을 대화문 형식으로 정리한 책입니다.
기타	• 닥터정과 황약사가 현장에서 환자들과 소통한 경험을 바탕으로 '의약 협업 팟캐스트'에서 이야기한 내용을 책으로 묶은 것입니다.

Chepter 2. 영역별 세부능력 및 특기사항 작성 예시와 참고도서 안내

도서명	약은 우리 몸에 어떤 작용을 하는가/야자와 사이언스오피스/전나무숲/2021
관련 내용요소	• [12보건02-01] 의약품 오·남용
단원과의 연결	• 두통약, 감기약, 피부약, 알레르기 약 등 생활 속에서 자주 복용하거나 우리의 생명, 건강과 불가분의 관계인 대표적인 최신 약 14가지에 대한 정보를 제공합니다. 약이 우리 몸에 들어가면 어떻게 작용하는지, 어떤 효능이 있는지, 약물 부작용은 왜 생기는지, 어떤 경우에 독이 되는지 등, 약에 관한 내용을 다룹니다.
기타	• 14가지의 약이 개발되기까지의 에피소드와 함께 약이 어떤 성분으로 이루어져 있는지 흥미롭게 설명합니다.

도서명	생명과 약의 연결고리/김성훈/웅진지식하우스/2023
관련 내용요소	• [12보건02-01] 의약품 오·남용
단원과의 연결	• 인체와 약의 상호작용을 이해하기 위한 내용을 중점으로 다룬 책입니다. 인체에 작용하는 약이 지속적으로 효과를 낼 수 없는 이유부터 신약의 탄생과 약물중독에 이르기까지 다양한 사례와 예시를 제공합니다.
기타	• 이 책은 의·약대 및 간호대 전공생들의 추천 도서로 우리 몸과 약의 상호작용을 알기 쉽게 다룹니다.

도서명	오늘도 약을 먹었습니다/박한슬/북트리거/2020
관련 내용요소	• [12보건02-01] 의약품 오·남용
단원과의 연결	• 이 책은 프로바이오틱스부터 진통제, 항바이러스제까지 우리 주위의 약에 관한 모든 이야기를 담고 있습니다. 약이 어떻게 만들어졌고 어떤 과학적 쓰임을 통해 몸에 적용되는지, 또 어떻게 복용하면 되는지 알려 줍니다. 어려운 약학 지식을 일상어로 번역하여 약의 작용 원리, 흥미로운 의학 상식, 꼭 알아야 하는 약 복용법을 제공합니다.
기타	• 이 책의 저자는 '약 칼럼니스트'로 어려운 약학 지식을 일상어로 번역하여 약의 작용 원리, 흥미로운 의학 상식, 꼭 알아야 하는 약 복용법까지 일러 줍니다.

도서명	십대들의 중독/김미숙/이비락/2020
관련 내용요소	• [12보건02-02] 물질 및 행위 중독
단원과의 연결	• 중독에 빠지는 공통되는 기전을 십 대 청소년기에 초점을 맞춰 설명하고 있습니다. 청소년기에 중독에 빠질 경우 벗어나기 매우 어렵기 때문에 철저한 사전 지식을 갖출 수 있도록 돕고, 대처방안을 익힐 수 있도록 예방 방안이 작성되었습니다. 친구들의 유혹으로부터 거절할 수 있는 구체적인 방법과 이미 중독에 빠진 주변 사람들을 어떻게 도울 수 있는지에 대한 방법을 다양한 이론을 바탕으로 자세히 기술하고 있습니다.
기타	• 현직 보건교사가 집필하여 학생과 상담한 내용이 구체적으로 기술되어 있어 적용해 볼 수 있으며 물질 및 행위중독과 관련 자가 진단 체크리스트를 포함하고 있어 교육현장에서 활용했던 자료를 참고할 수 있습니다.

○ 세특작성 예시

도서명	중독에 빠진 뇌과학자/주디스 그리셀/심심/2021
관련 내용요소	• [12보건02-02] 물질 및 행위 중독
단원과의 연결	• 중독에 빠지는 기전을 생물학적 기질과 외부 환경으로 구분하여 중독의 원인을 규명하고, 약물이 뇌와 신체에 작용하는 기전과 호르몬의 영향을 명료하고 심도 있게 다루고 있습니다.
기타	• 저자는 어릴 때 심각한 마약중독 상태에 있었고 자신의 삶을 다시 찾기 위해 중독에서 벗어나 뇌과학을 연구하는 연구자가 되었습니다. 약물을 접하는 사람의 심리를 잘 다루고 있으며 중독에 대한 경각심을 가지게 하는 책입니다.

도서명	회복탄력성/김주환/위즈덤하우스/2019
관련 내용요소	• [12보02-03] 정서·정신건강 이해
단원과의 연결	• 회복탄력성이 높으면 여러 고난과 역경을 견뎌낼 뿐만 아니라 역경 속에서도 성장하는 힘을 지니고 있어 회복탄력성의 중요성에 대해 설명합니다. 회복탄력성 테스트를 통해 자신의 회복 지수를 확인하고 실수나 실패했을 때 어떤 태도와 마음가짐을 가져야 하는지 구체적인 실천 방안을 제시하고 있습니다.
기타	• 의도적이고 반복적인 긍정적 사고를 통해 자기조절 능력과 대인관계 능력을 향상시킬 수 있으며 이에 따라 회복탄력성을 높일 수 있음을 설명하고 있습니다.

도서명	아내를 모자로 착각한 남자/올리버섹스/알마/2016
관련 내용요소	• [12보02-03] 정서·정신건강 이해
단원과의 연결	• 전문 분야의 지식을 대중들이 알기 쉽게 전달하여 정신과 질환에 대한 이해와 편견을 돕고 극도의 혼란 속에서도 어떻게든 이겨내고 성장하려는 환자들을 저자는 존엄한 존재로서 대하고 있습니다. 이를 통해 학생들이 정신건강 관련한 지식 습득뿐만 아니라 편견을 없애고 사회 속에서 여러 사람들이 공존하는 방법을 배울 수 있을 것입니다.
기타	• 저자는 신경과 전문의로 활동하면서 사고나 질병으로 뇌신경이 손상된 여러 환자들의 사연을 소개합니다.

도서명	자존감 수업/윤홍균/심플라이프/2016
관련 내용요소	• [12보02-03] 정서·정신건강 이해
단원과의 연결	• 우리는 지금-여기(here and now)를 살아가야 하나 많은 사람들이 과거와 미래에 편중되어 있습니다. 지금 여기에 집중할 수 있으려면 자존감을 높여야 합니다. 자존감을 높이기 위한 실천 방법과 행동을 단계별로 제시하고 있어 학생들이 쉽게 적용할 수 있을 것입니다.
기타	• 자존감을 높일 수 있는 다양한 실천 방안을 구체적으로 설명하는 책입니다.

Chapter 2. 영역별 세부능력 및 특기사항 작성 예시와 참고도서 안내

도서명	우울할 땐 뇌과학/앨릭스코브/심심/2018
관련 내용요소	• [12보02-04] 우울 및 불안과 스트레스 관리
단원과의 연결	• 우울이라는 감정을 과학적으로 이해할 수 있는 책입니다. 뇌의 기관과 신경전달물질에 대해 설명하며 뇌과학적으로 감정을 풀어낸 책입니다. 우울에 빠지는 것을 하강 나선, 우울에서 빠져나오는 것을 상승 나선에 비유하여 그 흐름을 바꿀 수 있는 몇 가지 방법을 서술하고 있습니다.
기타	• 뇌의 기관과 신경전달물질이 일반학생들에겐 다소 어렵게 다가갈 수 있어 심화된 학습을 할 수 있는 수준의 학생에게 추천합니다.

도서명	우울에서 벗어나는 46가지 방법/앨릭스코브/심심/2023
관련 내용요소	• [12보02-04] 우울 및 불안과 스트레스 관리
단원과의 연결	• 부정적인 감정이 휘몰아칠 때 그 감정이 더 이상 확대되지 않는 가장 손쉬우면서도 효과적인 46가지 실천 방법을 서술한 책입니다. 실제 임상에서 전문가들이 사용하고 있는 방법이며, 한 챕터가 짧기 때문에 학생들과 부담 없이 함께 할 수 있습니다. 46가지 방법 중 본인에게 적용할 수 있는 방법 몇 가지를 선택해 실천해 본 후 의견을 나누는 수업에 활용할 수도 있습니다.

도서명	어린이를 위한 블루데이북/이상희/다산기획/2015
관련 내용요소	• [12보02-04] 우울 및 불안과 스트레스 관리
단원과의 연결	• 동물들의 사진 삽화가 들어가 있는 책입니다. 인간이 아닌 동물들의 표정이지만 인간의 감정을 느낄 수 있고 위로받을 수 있는 책입니다. 짧은 에세이와 사진으로 구성되어 동물의 상황과 표정에서 느껴지는 감정을 말로 표현하는 수업에 활용할 수 있습니다.
기타	• 초, 중, 고 모두에게 적용할 수 있는 책입니다.

도서명	천 개의 문제 하나의 해답/문요한/북하우스/2012
관련 내용요소	• [12보02-04] 우울 및 불안과 스트레스 관리
단원과의 연결	• 인생을 살아가면서 맞이하는 수많은 다양한 문제들에 대해 관점과 마음을 바꿔 삶의 난관과 비틀어진 관계의 회복을 위한 구체적인 실천적 방법들을 제시하고 있습니다. 이분법적 사고, 흑백논리에 익숙한 우리에게 삶에서 발생하는 여러 다양한 관계적인 스트레스에 대해 통합적으로 문제를 해석하고 삶과 현실을 건강하게 받아들이는 방법들을 소개합니다.

○ 세특작성 예시

도서명	죽은자의 집청소/김완/김영사/2020
관련 내용요소	• [12보02-05] 삶과 죽음·상실의 개인적·사회·문화적 의미
단원과의 연결	• 죽음의 흔적을 지우는 직업, 특수 청소부의 이야기입니다. 이 책은 저자가 자신이 일하면서 겪은 에피소드를 담은 책입니다. 저자가 찾아가는 곳은 대부분 고독사, 자살의 현장입니다. 저자는 현장에서 무엇을 느끼는지 서술하고, 현장이 말하는 죽은 자의 생전 모습을 상상해 보고, 그 마지막 흔적을 세상에서 지워버림으로써 존재의 존엄성을 지켜준다고 말합니다. 이 책은 '죽음'에 대해서 다시 생각해 보는 계기가 되며 어떤 삶도 모두 가치 있고 소중하다는 것을 깨닫게 해줍니다. 그리고 소외된 자들을 보호할 정책은 없을지 사회적 문제도 생각해 볼 수 있습니다.

도서명	세상의 마지막 기차역/무라세 다케시/모모/2022
관련 내용요소	• [12보02-05] 삶과 죽음·상실의 개인적·사회·문화적 의미
단원과의 연결	• 주변인의 죽음을 경험한 사람은 애도의 과정을 거쳐 상실감을 이기고 다시 살아가야 합니다. 하지만 소중한 사람의 죽음은 많은 후회와 절망감을 가지고 오게 됩니다. 소중한 사람을 상실한 후 다시 만날 수 있다면 어떤 말을 전하고 싶을까? 죽음에 대한 고민으로 지금 내 삶과 내 곁에 있는 사람들의 소중함을 일깨워 주는 책입니다.
기타	• 베스트셀러인 책으로 학생들에게 친근하게 다가갈 수 있습니다.

도서명	죽음이란 무엇인가/셸리 케이건/웅진지식하우스/2012
관련 내용요소	• [12보02-05] 삶과 죽음·상실의 개인적·사회·문화적 의미
단원과의 연결	• 미국을 대표하는 현대 철학자, 아이비리그 3대 명강의로 유명한 예일대 철학교수 셸리 케이건의 책입니다. 죽음의 본질과 삶의 의미 그리고 생명의 존엄성을 철학적으로 고찰하는 책입니다. 죽음에 대한 질문의 종점지는 '그렇다면 나는 과연 어떻게 살아야 하는가?'입니다. 죽음을 통해 삶에 대한 생각을 철학적으로 이끌어 냅니다.
기타	• 2023년 10주년 기념판이 나와 있습니다. 다소 철학적이고 수준이 있어 심화 학습이 가능한 수준의 학생에게 권합니다.

보건과 세특 가이드 북

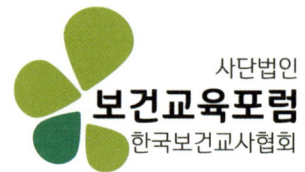

성과 건강

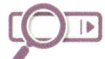 **2022 개정 보건과 교육과정의 목표**

건강의 가치와 다양한 건강 개념, 몸과 마음에 대한 균형 있는 지식과 태도, 기술을 발전시키는 한편, 건강 영향요인을 고려하여 일상생활을 행복하고 건강하게 관리할 수 있다. 이를 토대로 건강 안전을 위협하는 건강문제 상황에서 건강생활기술과 건강자원, 정보를 유연하게 활용하여 건강문제를 해결하고 질병 상태에서도 친구와 가족, 공동체와 함께 건강하게 살아가며 안전하게 대처할 수 있다. 나아가 개인과 공동체의 건강증진에 기여하고 급변하는 환경과 미래 세대 건강문제에 창의적으로 대응하고, 공감적 이해력, 협력적 의사소통 등을 바탕으로 건강을 옹호하고 건강지향적 환경을 추구하며 포용성, 종합성, 시민성을 갖추어 삶의 질을 높인다.

(1) 다양한 건강 개념을 토대로 몸과 마음의 상태와 건강 영향요인을 고려하여 건강생활을 실천하고 균형 있게 삶의 질 향상과 행복을 추구하며 건강을 관리할 수 있다.

(2) 건강생활기술을 단련하여 성, 정서, 중독 등 다양한 건강문제에 대해 안전하고 행복한 선택을 할 수 있고, 위험요인과 지지·협력 체계를 평가하여 창의적으로 건강문제를 해결할 수 있다.

(3) 건강 안전을 위협하는 각종 질병과 위험요인을 사전에 파악하고 대비하며 공동체의 대응 체계를 발전시켜, 질병이 있어도 함께 건강하게 살아가며 응급상황에 안전하게 대처할 수 있다.

(4) 건강권의 역사, 건강정보, 건강자원 및 법과 제도를 탐색하고 건강 문해력과 디지털 문해력을 배양하여, 개인과 공동체의 건강증진과 건강지향적 환경을 옹호할 수 있다.

(5) 건강문화와 기후변화, 감염병 등 사회·문화적 환경 변화가 건강에 미치는 영향 및 대응 방안을 비교·분석하고 건강문화를 건강지향적으로 개선하려는 태도로 개선방안과 국제연대를 탐색할 수 있다.

Chapter 2. 영역별 세부능력 및 특기사항 작성 예시와 참고도서 안내

3 성과 건강

성취기준1

2022	[12보건03-01] 성의 개념과 생애주기별 성적 특성을 성인지적 관점에서 탐색하여 건강하고 행복한 성 의식과 성문화 및 환경을 추구한다. [성취기준 해설 및 적용 시 고려 사항] 성의 개념을 생물학적 성(sex), 사회·문화적 성(gender) 등으로 비교·이해하도록 한다. 모든 인간은 생활 속에서 성적인 특성과 욕구를 가진 성적 존재임을 이해하고, 성에 대한 자연스러운 의사 표현과 담론이 가능한 분위기를 조성하여 성교육이 형식적이지 않고 학생 스스로 참여하여 수용적인 의사소통이 가능하도록 유도한다. 다만 이 과정에서 성 고정관념이나 성차별적 양상, 낙인 등 문화적으로 부적절한 방식이 되지 않도록 유의하여 지도한다.
2015	[12보05-01] 섹슈얼리티의 개념과 생애주기별 성적 특성을 이해하고, 건강한 섹슈얼리티를 갖기 위한 개인, 공동체의 대안을 제시한다.

세부능력 및 특기사항 기재 예시 – 공통

- 성의 개념을 생물학적 성, 사회·문화적 성 등 다양한 관점으로 구분하고 비교 분석하여 총체적 입장에서 설명하는 능력이 우수함. 나라별 젠더 특성을 전달하는 보고서에서 우리나라의 여성성, 남성성과 아프리카, 서유럽 등 다른 나라의 여성성, 남성성을 비교하며 '성별 체계'가 사회적, 문화적 차원에서 내재적으로 구조화되어 있음을 날카롭게 지적함. 특히 우리나라는 여성성으로 날씬함과 가정적인 태도를 강조하는 반면 아프리카의 한 부족은 풍만한 체형, 사냥 실력을 여성성으로 강조하는 차이가 있음을 적절한 예시로 제시함. 이를 통해 젠더에 의해 규정된 남성성과 여성성은 인간이 삶을 살아가면서 학습한 결과물로, 사회 내에서도 사회적인 특성과 구조에 따라 변화한다고 주장함.

- '생활 속 젠더 이야기' 주제 발표 시간에 영국의 '빅토리아 여왕과 다섯 자녀들' 명화를 예시로 과거의 성 역할과 현재의 성 역할 변화를 비교하여 프레젠테이션을 활용해 발표함. 명화에서는 남자 아이가 핑크색 드레스를 입고 여자 아이는 파란색 드레스를 입고 있음을 보여준 후, 현재의 여자 아이는 핑크색, 남자 아이는 파란색이라는 편견이 과거에는 반대였음을 설명함. 또한

○ 세특작성 예시

> 과거에는 남자도 드레스를 입었음을 보여주며 성 역할은 시대에 따라 변하고 고정 불변하는 것이 아님을 시사함. 특히 발표자로서 적합한 언어적, 비언어적 표현을 사용하며 효과적인 프레젠테이션 전달 기법을 사용함. '생애 주기별 성적 변화와 욕구'를 주제로 개인의 생애 속 성역할의 변화를 팀원과 함께 탐구함. 각 주기별 특징을 자연스럽게 녹여내 역할극 활동에서 5살 남자 아이의 생식기에 대한 호기심, 자위를 하는 행동 등 성적 발달 특성의 특징을 친숙한 예시와 함께 잘 살려 표현함. 항상 적극적인 태도로 수업에 참여하며, 창의적인 아이디어를 제시하고 타인의 의견을 경청하는 학생임.

독서활동에 따른 관련학과별 세부능력 및 특기사항 기재 예시

구분	관련학과	세부능력 및 특기사항 예시
인문계열	• 사회학과 • 교양인문학부 • 문화인류학과	• 도서 '젠더 쫌 아는 10대(정수임)'을 읽고 젠더가 무엇인지, 남자다움과 여자다움에서 벗어나 나다움으로 나아가기 위한 방법에 대해 탐구함. 다양성을 존중하고 자신만의 젠더를 형성해가고자 하는 태도를 보임. 특히 우리를 둘러싸고 있는 성 역할이 무엇인지 대중매체 속 성 역할을 예시로 제시하며 우리가 무의식적으로 가지고 있는 고정된 성 역할을 제시하는 내용의 독후감상문을 제출함. 앞으로 성인지 감수성을 가지기 위해 일상 속에서 올바른 성인지적 관점과 태도로 살아갈 것이라는 포부를 밝힘.
사회계열	• 생활문화과 • 아동가족학과	

성취기준2

2022	[12보건03-02] 감성적 발달과 신체상 및 몸에 대한 권리에 대해 알아보고 성 건강을 관리하며 개선 방안을 제안한다. [성취기준 해설 및 적용 시 고려 사항] 성적 발달에 따른 성적 변화와 욕구 및 표현 방식을 자신과 주변, 다른 나라의 사례나 담론과 비교하여 이해하고 균형 있게 탐색하며 성 건강을 관리하도록 한다. 또한, 옷차림, 다이어트 등 몸과 신체상에 관련이 있는 의사 결정을 할 때, 친구와 가족, 미디어와 문화 등 사회적 영향을 통찰하여 건강에 유익하게 결정하고 관리하도록 한다. 성적 자기결정권의 경우, 관련된 위험 및 부작용 등을 사회적 맥락과 상황을 고려하여 균형 있게 다루도록 하며, 다양한 교수・학습 방법을 통해서 서로의 생각을 자유롭게 표현하고 존중하되, 바람직한 방향을 탐색할 수 있도록 한다.
2015	[12보05-01] 섹슈얼리티의 개념과 생애주기별 성적 특성을 이해하고, 건강한 섹슈얼리티를 갖기 위한 개인, 공동체의 대안을 제시한다.

Chapter 2. 영역별 세부능력 및 특기사항 작성 예시와 참고도서 안내

 세부능력 및 특기사항 기재 예시 – 공통

- 영화·드라마·잡지·신문 등을 활용하여 미디어에 비추어지는 우리나라의 성별 신체상 특징을 탐색함. '미녀는 괴로워' 영화를 통해 우리 사회가 여성에게 바라는 신체상의 특징으로 날씬함, 긴 다리, 큰 눈, 긴 머리 등이 있음을 설명하고 이러한 현상이 가져온 부작용으로 의료 시스템, 미디어 편견의 관점과 연관 지어 논리적으로 접근함. 특히 우리나라는 성형 산업이 매우 크게 발달되어 있고 성형 수술 사고로 인한 의료적 손실이 막대함을 통계청의 자료를 활용하여 논리적으로 제시함. 포털사이트에서 적절한 건강정보를 찾아내고 이를 내용에 맞게 활용하는 등 건강 정보 활용 역량이 뛰어난 학생임.
'생애주기별 생식기관 발달'이라는 주제로 '청소년기' 신체(성)발달을 탐구함. 호르몬 변화에 따른 여성과 남성의 신체 발달과 생리적 현상 변화를 제시함. 특히 호르몬 변화에 따라 여자의 월경이 어떻게 나타나고 생식기의 발달 과정이 나타나는지 구체적으로 서술한 점이 돋보임. 모둠에서 프레젠테이션 수업 도구 제작 역할을 맡았으며 추가적으로 직접 인형을 제작해 월경 주기별 자궁 내벽의 변화와 배란 과정을 직관적으로 설명하여 친구들의 흥미를 유발하고 수업 집중도를 높임. 모둠 내 역할 분담과 의사소통 과정에서 적절한 해결책을 제시하여 큰 힘이 되었다는 친구들의 동료평가를 받음. 타인의 의견을 경청하고 수용하여 더 나은 방향성을 제시하는 학생임.

 독서활동에 따른 관련학과별 세부능력 및 특기사항 기재 예시

구분	관련학과	세부능력 및 특기사항 예시
인문/ 사회계열	• 사회학과 • 교양인문학부 • 문화인류학과	• 도서 '친애하는 나의 몸에게(치도)'를 읽고 사회나 미디어가 제시하는 '이상적 신체상'에서 벗어나 스스로 만족하는 '바람직한 신체상'을 가져야 한다는 내용의 독후감상문을 제출함. 또한 바디 포지티브(자기 몸 긍정주의)에 대해서 새롭게 알 수 있었고 이를 실천하기 위한 현실적인 방법과 태도를 기르기 위해 노력하겠다는 포부를 밝힘.
자연/ 의약계열	• 생활문화과 • 간호학과 • 의예과	• 바디포지티브: 크기, 몸매, 피부색, 성별, 신체 능력과 관계 없이 모든 몸을 수용하는 데에 초점을 맞춘 사회 운동. 이상화·획일화된 사회의 미의 기준에 도달하기 위해 자기 몸을 학대·혐오하는 것을 중단하고 자족적이며 건강한 삶을 꾸려 나갈 것을 권장한다.

76

성취기준3

2022	[12보건03-03] 사랑과 성적자기결정권을 사회적 조건과 연계하여 균형 있게 탐색하여 안전하고 행복한 선택을 위한 대처전략을 세우고 실천·옹호한다. [성취기준 해설 및 적용 시 고려 사항] 성적 자기 결정권은 성에 관련된 의사 표현 및 행동을 안전한 환경에서 자신과 타인을 보호하며 책임 있게 결정할 권리를 말한다. 이 권리는 본인의 동의가 없는 성적 강압에 대처하고, 왜곡된 성 관련 정보와 위험한 환경으로부터 자신을 보호할 수 있는 근거가 될 수 있으며, 다른 의미로 해석되지 않도록 유의한다. 사랑 및 성적 자기 결정권과 관련된 딜레마 상황을 탐색하고 직면할 수 있는 위험과 보호되지 않는 성적 행동의 부작용 및 취약성, 책임을 사회적 맥락 속에서 근거를 가지고 균형 있게 인식하여 대처하도록 한다. 여기서 보호는 WHO에서 제시한 원치 않는 조기 임신, HIV/AIDS 등 성매개감염병(STI), 성적학대, 성폭력 등으로부터의 보호를 의미한다.
2015	[12보05-02] 이성 간의 사랑 및 성적 자기 결정권에 영향을 미치는 요인과 관련하여 바람직한 성적 자기 결정권의 기준을 제시한다.

세부능력 및 특기사항 기재 예시 - 공통

- 성적자기결정권의 정확한 의미와 국내·외 기준 연령과 사회적 맥락을 학습하고, 청소년기에 마주할 수 있는 다양한 사회적 딜레마 상황에서 어떻게 행동할 것인가에 대해 조원들과 함께 토의함. 이 과정에서 우리나라 성적자기결정권의 적정 연령은 19세라고 주장하며, 청소년의 성적자기결정권을 인정하지 않는 기성세대의 성교육 문제점은 무엇인지 등 다양한 주제를 심도 있게 탐구함. 조원들과 함께 청소년기 올바른 성적자기결정권을 행사하기 위한 방안과 이성 교제 시 서로 간 지켜야 할 예절에 대한 시나리오를 작성하여 상황극을 통해 시범을 보임.
학생들의 입장에서 공감을 이끌어낼 수 있도록 시나리오를 잘 구성하고, 청소년기의 또래집단에 대한 모습을 생동감 있게 표현하여 베스트 모둠으로 선정됨. 이성 교제와 사랑에 대한 자신의 생각을 보드게임을 통해 조원들과 돌아가며 활발하게 토의함. 연애 중 스킨십의 범위나 연인을 보는 나의 기준, 함께 해보고 싶은 데이트 코스, 커플 아이템 등을 서로 존중하는 태도를 바탕으로 자유롭게 이야기함. 특히 청소년기 이성 교제 시 허용 가능할 수 있는 범위의 스킨십은 어디까지인가에 대해 성적자기결정권과 연관 지어 토의하며 상대방의 동의가 무엇보다 중요하다는 바람직한 가치관을 정립하기 위해 노력함. 객관적인 근거를 바탕으로 자신의 생각을 논리적으로 주장하는 능력이 뛰어나며, 타인의 의견을 경청하고 수용하여 더 나은 방향성을 제시하는 학생임.

독서활동에 따른 관련학과별 세부능력 및 특기사항 기재 예시

구분	관련학과	세부능력 및 특기사항 예시
상담계열	• 상담심리학과 • 심리치료학과 • 가족청소년상담학과	• 도서 '배정원 교수의 십 대를 위한 자존감 성교육(배정원)'을 읽고 청소년기 이성 교제는 남녀의 특성을 이해하고 건강하고 원만한 관계를 연습하는 과정이라는 것에 감명받고 독후감상문을 제출함. 또한, 자신이 원하는 시기에 자신이 내린 행동과 결정으로 나 자신과 상대방이 모두 상처받지 않도록 존중하는 성적 자기 결정권의 개념을 이해하고, 올바른 성적 자기 결정권을 행사하기 위한 방안과 이성 교제 시 지켜야 할 예절에 대해 논리정연하게 정리함.
복지계열	• 사회복지학과 • 건강관리학과	

성취기준4

2022	[12보건03-04] 성 건강 및 권리의 사회적 맥락을 탐색하여 생리, 임신과 피임, 미혼부모 등 건강관리에 균형 있게 적용하고 대안을 모색하는 태도를 갖는다. [성취기준 해설 및 적용 시 고려 사항] 성 건강 및 권리에 관련된 WHO 및 아동권리협약, UNESCO 국제 성교육 가이드라인 등 국제기준과 우리나라의 관련법을 참고하여 생리 등 생식, 임신과 피임, 출산과 관련된 건강관리와 생리 공결제, 산후 휴가 및 육아 휴가, 미혼모 문제 및 대책 등을 다루도록 한다. 최근 이슈가 되고 있는 데이트 폭력 등을 다룰 수도 있다. 다만, 사회적 인식 수준과 서로 다른 입장을 고려하여 균형 있는 태도로 생리적 측면과 사회문화적 맥락을 적절하게 다루도록 한다.
2015	[12보05-06] 준비된 임신과 피임의 중요성을 이해하고, 미혼모, 저출산에 대한 관점의 차이와 영향 요인을 탐색하며, 국가별 미혼모, 저출산 관련 정책 및 지원 대책을 비교·분석하여 개선점을 제시한다.

세부능력 및 특기사항 기재 예시 – 공통

• 남녀의 생식기관에 대한 해부학적 구조 차이를 이해하고 수정란이 착상하여 태아가 출산하기

○ 세특작성 예시

까지의 과정에 대해 학습함. 임산부 체험복을 입어보는 활동을 통해 임산부의 신체적 변화를 깨닫고, 일상생활에서 임산부를 배려하기 위한 정책을 찾아보며, 임산부를 위한 산전 요가 프로그램을 계획하여 팸플릿을 제작함. 창의적인 아이디어를 바탕으로 10월 10일 임산부의 날과 임신 전 검사인 풍진 항체 검사와 산전 검사의 종류와 결과값의 의미, 건강한 임신과 출산을 위한 개인적·사회적 노력에 대해 우수한 수준의 프리젠테이션을 제작하여 발표함. 임산부의 입장에서 꼭 필요한 내용을 다루고, 깔끔하게 발표를 마무리하여 친구들에게 좋은 피드백을 받아 학급의 베스트 발표자로 선정됨. 원하지 않는 임신을 예방하기 위한 피임법 중 루프, 임플라논, 콘돔 등을 실제로 보며, 호르몬 분비나 정자의 운동성을 방해하는 피임도구의 원리에 대해 어떻게 피임 효과를 지니게 되는지 탐구함. 항상 긍정적인 태도로 열심히 수업에 참여하며, 하나라도 더 알고자 능동적인 질문을 던지는 우수한 학생임.

- 청소년 임신 관련 동영상을 시청하고 복지 사각지대에 놓인 미혼부·모 문제점을 탐구 주제로 선정하여 조사함. 복지 사각지대에 놓인 미혼부·모의 주거 안정을 위해 셰어하우스 확대 운영을 제안함. 아이를 낳고 자립할 때까지 지원하는 시스템을 구축하여 영아 유기 범죄를 예방하고 사회의 일원으로 나아가기 위한 직업 훈련과 재정적 지원 방안 모색 등 다각적인 대책 마련을 주장함. 청소년들이 성에 노출되는 연령대가 점차 낮아지면서 성관계에 따른 청소년 임신율도 높아지고 있음을 신뢰성 있는 통계를 근거로 제시함. 원치 않는 임신에 대한 인공임신중절이라는 신체적 부담과 미혼부·모라는 사회적 편견을 해결하기 위한 개인과 사회, 국가적 차원의 해결 방안을 제시하는 보고서를 작성함. 우리나라 저출산의 원인과 출산율을 높이기 위한 현실적인 방안에 대해 우리나라, 프랑스, 호주, 스웨덴을 비교하여 제시하며, 앞으로 우리나라의 인구 변화에 대해 예측하는 그래프를 모의 시뮬레이션을 통해 설득력 있게 발표함. 최근 이슈인 세계 최저 수준의 우리나라 저출산율과 인구 감소 문제에 대해 깊이 고민하는 모습을 보이며, 미래 사회 변화 모습을 통찰력 있게 바라보는 뛰어난 학생임.

독서활동에 따른 관련학과별 세부능력 및 특기사항 기재 예시

구분	관련학과	세부능력 및 특기사항 예시
의약계열	• 간호학과 • 의학과 • 의생명과학과	• 도서 '아기 낳는 만화(쇼쇼)'를 읽고 작가의 임신 전 경험에서 임신 초기-중기-말기-출산 그리고 출산 후 산후조리원까지 이르는 일련의 과정에 대해 짜임새 있게 정리하여 독후감상문을 제출함. 현실적인 내용을 바탕으로 산모 개인으로서 감수해야 하는 신체적인 호르몬 변화나 사회적인 시선들에 대한 자신의 생각을 잘 표현함. 더 나아가 우리나라의 저출산을 해결하기 위한 방안에 대해 개인, 지역사회, 국가별 차원으로 정리하여 제시함.
복지계열	• 사회복지학과 • 상담심리학과 • 가족청소년상담학과	

79

Chapter 2. 영역별 세부능력 및 특기사항 작성 예시와 참고도서 안내

성취기준5

2022

[12보건03-05] 성매개감염병을 포함하여 성 건강을 위협하는 문제들을 성문화 및 성역할과 관련지어 비판적으로 탐색하여 건강관리에 적용하고 성미디어 문해력 향상을 포함한 개인적·사회적 대안과 제도 개선을 제안한다.

[성취기준 해설 및 적용 시 고려 사항] 디지털 매체의 장점과 단점을 입체적으로 인식하여 성 건강에 유익하게 활용하도록 하고 피해를 주거나 피해를 입지 않도록 하고 유사시 대응할 수 있도록 안내한다.

2015

[12보05-05] 성 매개 감염병의 특성과 현황을 탐색하고, 개인·사회적 측면에서 예방법을 제시한다.

[12보05-03] 성희롱·성폭력·성매매 유발 요인 및 관련 법·정책과 관련지어 개인·공동체·국가 수준의 예방 대책을 토론한다.

세부능력 및 특기사항 기재 예시 – 공통

- 질병에 대한 정확한 이해뿐만 아니라 사회적 책임까지 고려하여 판단하는 리터러시 역량이 돋보이는 학생으로, 성매개감염병을 주제로 탐구함. 그중 매독을 예시로 들어 매독균이 성 접촉, 수직 감염, 혈액을 통한 감염으로 전파되는 것을 친구들이 쉽게 이해하도록 설명하였으며 잠복기, 임상증상, 검사 방법, 치료방법에 대해 구체적으로 조사하여 정리함. 성매개감염병은 타 질환과 달리 질환자에 대한 사회적 낙인과 차별이 감염 사실을 숨기고 치료를 피하도록 하여 성매개감염병이 증가추세에 있음을 국내 신고 현황 통계를 제시하여 비판함. 특히 억압적 성 문화 및 가부장적 성 역할 등 불건강한 사회의 모습이 청소년의 성을 왜곡해 콘돔과 같은 안전한 장치마저 사용하지 못하게 만든다는 문제를 분석해 이를 개선하고자 개별 프로젝트를 구상함. 전문 자료를 읽고 정리한 뒤, 교내 친구들을 위해 성매개감염병 특성과 예방법 카드 뉴스를 만들어 학교에 게시해 공동체의 건강을 증진시키는데 기여함. 성 문화 및 성 역할 문제의 대안과 개선 방안을 토의하는 미니 모의 의회 활동에서 의원으로서 개인적 차원으로 성인지 감수성 자가 점검 후 올바른 성인식 가지기를 제안하고, 사회적 차원으로 청소년을 위한 현실적인 학교 성교육 제공과, 미디어 속 성차별 개선과 공익광고 캠페인 등 여러 차원에서의 개선 방안을 제안하였으며 우수 방안으로 채택됨.

- 건강 영향 요인을 다각적으로 분석하고 비교하는 능력이 탁월하며 특히 성 건강과 관련하여 비판적으로 사고하며 대안과 해결책을 제시하는 미디어 리터러시 역량이 돋보임. 성 건강을 위협하는 문제에 대해 팀원과 토의하여 성 지식 부족, 성 상품화와 폭력적인 사회 분위기, 디지털 성폭력 등을 꼽았으며 특히 사회적으로 문제가 되는 음주와 같은 고위험 행동이 연결될 경우 성매

개감염이 2.54배 증가하는 연구결과를 제시하며 사회적 문제와 건강의 상관관계를 설명함. 이를 개선하기 위해 주제 선택 팀 활동으로 미디어 속 잘못된 성행동을 찾아, 성인지 감수성을 적용해 개선하는 활동을 계획함. 예능 프로그램에서 빈번한 외모 평가와 성별에 대한 고정관념 성적 대상화 장면을 시청한 경험을 사례로 들어 비판하며 잘못된 성행동을 고치기 위한 대안을 여러 차원으로 제시함. 개인적 차원으로 성인지 감수성 진단 검사 및 학습을 제시하고, 사회적 차원으로 체계적인 성인지 감수성과 성평등 교육과 캠페인의 필요성을 제시함. 이후 국민신문고를 통해 미디어 속 잘못된 성행동에 대해 변화되도록 적극적으로 제도 개선을 요청하고 법과 정책을 제안해 사회 계열 및 정책 계열에 큰 열정을 나타냄.

독서활동에 따른 관련학과별 세부능력 및 특기사항 기재 예시

구분	관련학과	세부능력 및 특기사항 예시
자연/ 공학계열	• 의생명과학과 • 생명공학과 • 화학공학과 • 의공학과	• 도서 '질병이 바꾼 세계의 역사'를 읽고 매독, HIV 등 성매개 감염병의 특성과 현황을 탐색하고 그로 인해 파생되는 여러 문제와 결과에 대해 분석해 독후감을 제출함. 특히 매독의 치료목적으로 린넨천으로 만든 작은 덮개가 콘돔의 근원이 된 것을 제시하며, 질병을 예방하기 위해 새로운 의약품과 의약외품을 개발하는 것도 개인과 공동체를 위해 기여하는 방법임을 알게되었으며 추후 신약 및 의료산업 개발을 위해 연구하겠다는 진로 계획을 발표함.
의약/ 간호계열	• 약학과 • 의예과 • 간호학과	

성취기준6

2022	[12보건03-06] 성폭력을 포함한 성 건강 관련 쟁점 이슈들에 대해 다양한 입장의 근거와 맥락, 고정관념, 차별, 불평등한 상황을 파악하여 건강관리에 적용하고, 법과 제도·문화 등 변화 방안을 제안·옹호한다. [성취기준 해설 및 적용 시 고려 사항] 성폭력 등 성 건강 관련 위험 이슈의 쟁점을 사회적 맥락과 문화, 법과 제도 등을 통해 살펴보고, 성폭력 예방을 위한 개인적 사회적 차원의 대처방안과 자원을 모색하도록 한다. 특히 대중매체에 나타나는 성 고정관념 및 차별적 요소를 비판적으로 통찰하도록 하고, 건전한 문화형성을 위한 개선방안을 개인·공동체·국가 수준에서 제시하도록 한다. 성문화에서는 균형있는 관점으로 성윤리를 다룰 수 있다.
2015	[12보05-04] 성 문화, 성 의식에 영향을 미치는 개인·사회적 요인과 관련지어 개인·공동체·국가 수준의 개선 방안을 제시한다.

Chapter 2. 영역별 세부능력 및 특기사항 작성 예시와 참고도서 안내

세부능력 및 특기사항 기재 예시 - 공통

- 성과 건강을 주제로 성 건강 관련 쟁점 이슈들 중 우리 주변에 있는 미디어 속 성별 고정관념과 차별에 대해 탐구함. SNS에서 별생각 없이 건넨 외모 칭찬이 성차별, 심리적 통제 등 뜻하지 않은 결과를 불러와, 섭식장애와 같은 건강 문제를 발생시킬 수 있다는 점을 실생활과 연결시켜 제시함. 또한, 본인 동의 없는 사진 유포, 딥페이크 등과 같은 디지털 성범죄를 설명하고 피해자의 심리적 불안감과 고통에 대해 공감적으로 이해하고 표현함. 이후 팀을 구성하여 왜곡된 성문화로 상처받은 사람들의 마음을 돌보기 위한 캠페인을 기획해 성별 고정관념, 성차별 등에 굴하지 않고 나다운 모습을 그대로 사랑하자는 메시지를 주제로 포스터를 제작하여 SNS와 교내에 게시함. 해당 캠페인을 통해 교내 학생들의 심리와 정서를 돌보며 자신을 넘어서 공동체의 건강한 성 문화를 형성하는데 기여하였으며 이번 경험을 통해 인간의 생각과 감정, 심리에 대해 깊게 탐구하고 힘들어하는 사람들의 마음을 돕고 싶다고 표현하여 심리·상담 계열에서의 성장 가능성을 확인함.

- 건강과 컴퓨터 그래픽을 연결해 융합적으로 제시하는 역량을 지닌 학생으로, 아이디어를 구상해 체계적으로 콘텐츠를 만들며 디자인하는 역량이 탁월함. 성과 건강을 주제로 탐구하여 먼저 성 문화, 성 의식에 대해 자가점검하여 '화장 안 하니 아파 보인다', '여자인데 프로그래밍 잘하네요' 등과 같이 생활 속에서 잘 인식하지 못하는 고정 관념 사례를 분석하고 이를 '먼지 차별'이란 단어로 설명함. 특히 토의 중 컴퓨터 그래픽 속 성 상품화와 성고정관념을 분석해 게임 그래픽 속 남녀 캐릭터의 복장 노출도 차이 및 애니메이션 속 여아 분홍색, 남아 파란색으로 그려지는 성차별을 지적하며 그래픽 제작자의 책임 있는 생산을 촉구함. 이후 불평등 개선을 위해 개인의 반성뿐 아니라 제도적으로 학교 내 성교육이 체계적으로 운영되어야 함을 역설하며 1인 카드 뉴스를 제작함. 이를 해결하기 위해 성교육의 문제점과 보완점을 제시하는 카드 뉴스를 수려한 그래픽 디자인으로 구현하고 캠페인을 시행하여 윤리적 역량과 실천 능력을 보여줌.

독서활동에 따른 관련학과별 세부능력 및 특기사항 기재 예시

구분	관련학과	세부능력 및 특기사항 예시
인문계열	• 미디어커뮤니케이션학과 • 문예창작과 • 문화콘텐츠학과	• 도서 '나의 첫 젠더 수업(김고연주)'을 읽고 우리 주변의 이분법적 사고방식인 '젠더박스'에서 벗어나 고정관념, 차별, 불평등에서 벗어나 있는 그대로를 보자는 메시지를 전하며 미디어 요소를 비판적으로 분석함. 겨울왕국 속 엘사의 당당하고 거침없는 모습과 백설공주, 신데렐라의 순종적이고 의존적이던 모습을 비교하여 달라진 사회적 변화를 제시하고, 백마탄 왕자가 아닌 자매인 안나 덕분에 자신 있는 그대로 인정하고 성장하는 모습을 제시하여 왕자 구원 서사에서 벗어난 미디어의 시대적 변화를 분석함. 이를 통해 스스로 미디어 윤리에 대해 돌아보게 되었으며, 앞으로 다양성을 포용하는 미디어 제작자로 성장할 것이라는 계획을 설계함.
예체능 계열	• 방송·연예과 • 사진·영상예술학과 • 만화·애니메이션학과	

보건과 수업에 참고할 만한 도서 Ⅲ

성과 건강

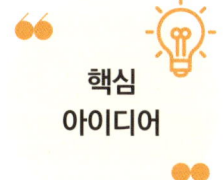

핵심 아이디어
- 성 건강은 개인과 가족의 행복과 국가 발전에 중요한 토대가 된다.
- 성의 다양한 측면에 대해 사회적 맥락을 고려한 평등하고 균형 있는 시각으로 이해하는 것이 성 건강관리의 기초가 된다.

도서명	젠더 쫌 아는 10대/정수임/풀빛/2022
관련 내용요소	• [12보건03-01] 성의 다양한 개념, 성 역할과 성인지 감수성
단원과의 연결	• 사회적 성, '젠더'에 대한 이야기를 담고 있는 책입니다. 페미니즘, 신체상, 성 역할(여성성과 남성성), 성인지 감수성에 대해 청소년의 눈높이에서 이해하기 쉽도록 풀어내고 있습니다. 모호할 수 있는 '젠더'에 대해 보다 명확하고 쉽게 접근할 수 있는 책입니다.
기타	• 국어 교사가 쓴 책으로 고등학생 수준에서 충분히 읽을 수 있는 책입니다. 학생 개개인이 먼저 책을 정독하고 생각을 나누는 방법으로 접근하는 것도 추천드립니다.

도서명	십 대를 위한 동화 속 젠더 이야기/정수임/팜파스/2019
관련 내용요소	• [12보건03-01] 성의 다양한 개념, 성 역할과 성인지 감수성
단원과의 연결	• 이 책은 우리가 어릴 적부터 접해 온 동화 이야기를 젠더 관점에서 이야기하고 있습니다. 여성과 관련된 내용 절반, 남성과 관련된 내용 절반으로 구성되어 어느 한 성에 치우치지 않고 두 성의 관점에서 동화를 바라봅니다. 우리에게 익숙한 동화를 새로운 시각으로 바라보며 젠더 감수성을 기르기에 좋은 책입니다.
기타	• 먼저 우리가 알고 있는 일반적인 동화 내용을 보여주고 그 동화에 대한 해석을 서술하고 있습니다. 책을 참고하여 학생들이 동화를 직접 해석해 보는 활동을 수행하도록 하는 데 활용하길 추천드립니다.

Chepter 2. 영역별 세부능력 및 특기사항 작성 예시와 참고도서 안내

도서명	여자 사전/니나 브로크만, 엘렌 스퇴켄 달/초록 서재/2021
관련 내용요소	• [12보건03-02] 성적 발달과 건강관리, 신체상과 몸에 대한 권리, 생애주기별 성적 특성과 관리
단원과의 연결	• 이 책은 여자에 대한 이야기를 담고 있습니다. 사춘기에 나타나는 몸의 변화뿐만 아니라 감정의 변화, 월경, 경계선에 대한 이야기까지 다양하게 담고 있습니다. 특히 여학생들이 올바른 신체상을 정립하고 자신만의 정체성을 가질 수 있도록 도움을 줄 것이라 생각합니다.
기타	• 남자 버전의 '남자 사전' 책도 함께 있습니다. 두 책을 함께 청소년기 성적(신체) 발달 수업을 구상하는 데 활용하시길 추천드립니다.

도서명	소녀x몸 교과서/윤정원·김민지/우리학교/2021
관련 내용요소	• [12보건03-02] 성적 발달과 건강관리, 생애주기별 성적 특성과 관리
단원과의 연결	• 자신의 몸에 대해 알고 싶은 십 대 청소년들에게 추천하는 책입니다. 몸뿐만 아니라 연애, 결혼, 가스라이팅, 디지털 성범죄 등 포괄적인 성교육 내용을 담고 있습니다. 그림을 통해 보다 쉽고 재미있게 개념을 접하고 이해할 수 있게 되어 있습니다.
기타	• 국내 산부인과 전문의가 쓴 책으로 보다 정확하고 자세한 의학적 개념을 함께 배울 수 있는 것이 특징입니다.

도서명	친애하는 나의 몸에게/치도/주니어RHK/2023
관련 내용요소	• [12보건03-02] 신체상과 몸에 대한 권리
단원과의 연결	• 이 책은 올바른 신체상 정립에 도움이 되는 책입니다. 특히 외모에 관심이 많아지는 10대 여자 청소년들에게 추천하고 싶습니다. 책에서는 '바디 포지티브' 운동이 무엇인지와 어떻게 실천할 수 있는지를 소개하고 있습니다. 책을 읽고 나면 자신의 몸을 있는 그대로 사랑하는 자신을 만날 수 있을 것입니다.
기타	• 외모에 관심이 높아지는 10대 청소년 시기인(초, 중, 고) 학생들이 읽기에 적합합니다. 이해하기 쉽게 '치도'라는 인물의 일기 형식으로 구성되어 있습니다.

도서명	배정원교수의 십 대를 위한 자존감 성교육/배정원/김영사/2022
관련 내용요소	• [12보건03-03] 생애주기별 성적 특성과 관리, 신체상과 몸에 대한 권리, 사랑과 성적자기결정권
단원과의 연결	• 청소년들이 건강한 자존감을 가지고 몸과 마음을 주도적으로 관리하면서, 우정과 사랑, 삶의 전반을 행복하게 이끌어갈 수 있도록 성에 대한 구체적이고 충분한 정보가 수록된 책입니다. 특히 몸, 자위, 임신, 피임 등 해부학적인 성부터 사랑, 연애, 데이트, 잘 다투고 이별하는 '관계 맺는 법'까지 다방면의 내용을 담은 성교육 도서입니다.
기타	• 십 대의 궁금증을 해소하는 Q&A가 따로 수록되어 있으며, 만화 삽화가 중간중간 삽입되어 있어 가독성을 높여줍니다. 청소년기 학생들의 성적 호기심을 해결하고 자신의 몸과 마음을 아우르는 자존감을 키울 수 있는 추천 도서입니다.

○ 세특작성 예시

도서명	10대, 인생을 바꾸는 성교육 수업/나무/미디스북스/2019
관련 내용요소	• [12보건03-03] 신체상과 몸에 대한 권리, 사랑과 성적자기결정권
단원과의 연결	• 나답게 살고 싶은 사춘기 아이들에게 삶을 살아내는 실천법을 제시해 주는 책입니다. 나의 몸에 대해 아는 방법, 친구들과 건강하게 사귀는 법과 같이 현실적으로 도움 되는 내용들과 꼭 알아야 할 성교육 실천법이나 사춘기 아이들이 궁금해하는 질문까지 알차게 구성된 도서입니다.
기타	• 현직 교사가 집필한 도서로 사춘기를 앓는 주인공의 성(性)에 대한 궁금증을 여행이라는 방법을 통해 풀어나간 도서입니다. 청소년기에 성에 대한 여러 문제를 직면하였을 때, 어떻게 풀어나가야 하는지에 대한 해결 방법을 함께 모색하고 있습니다.

도서명	십대들의 성교육/김미숙/이비락/2019
관련 내용요소	• [12보건03-03] 사랑과 성적 자기 결정권, 성 역할과 성인지 감수성
단원과의 연결	• 10대들의 성교육에 앞서 사춘기를 성장 발달 과업을 이해하고, 그 시기에 경험하게 되는 감정과 특성에 대해 담고 있습니다. 그리고 학교 현장에서의 상담을 통해 나눈 성교육 내용과 결과물, 그 시기에 주의해야 할 성에 관한 행위와 오해들, 청소년 시기에 유지해 나가야 할 아름답고 건강한 생활 기술에 관해 기술하고 있는 도서입니다.
기타	• 현직 보건교사가 집필한 도서로 학교 현장에서 청소년기 아이들을 만나면서 축적된 성에 관한 교육과 상담 사례들이 수록된 도서입니다.

도서명	성교육이 끝나면 더 궁금한 성 이야기/플랜드 패런트후드/휴머니스트/2020
관련 내용요소	• [12보건03-03] 생애주기별 성적 특성과 관리, 성적 발달과 건강관리, 신체상과 몸에 대한 권리, 사랑과 성적 자기 결정권, 성 건강문제와 성매개감염병 및 위험 이슈
단원과의 연결	• 우리 사회에서 청소년은 성에 대해 더 이상 무지하지 않고 때로는 왜곡되고 잘못된 성 지식을 습득하기도 합니다. 그렇기에 더욱 정확하고 안전한 성교육이 필요한데, 해당 도서는 이성 교제뿐만 아니라 자위, 성적 지향, 피임 등에 대한 현실적인 궁금증을 해소하기 위한 내용이 담겨있습니다.
기타	• 해당 도서는 포괄적 성교육 관점에서 실제 청소년들의 질문과 그에 대한 답변을 다루고 있는 도서로 청소년기에 궁금한 내용을 모두 담아둔 '현실 성교육서'라고 할 수 있습니다. 또한, 다양한 삽화와 Q&A 형식으로 읽기 쉽게 구성되어 있습니다.

도서명	아기 낳는 만화/쇼쇼/위즈덤하우스/2018
관련 내용요소	• [12보건03-04] 성적 발달과 건강관리, 성 건강 및 권리와 임신·피임·미혼부모
단원과의 연결	• 작가의 귀여운 캐릭터 작화를 통해 실제 경험담을 풀어낸 만화로 갑작스러운 임신 소식을 접하고 난 뒤, 임산부로서 신체적·정신적 변화를 겪으며 출산에 이르기까지의 경험을 생생하고 솔직하게 풀어낸 만화입니다. 가진통, 내진, 회음부 절개, 오로, 젖몸살 등 직접 겪어보지 않으면 자세하게 알기 힘든 내용을 이해하기 쉽게 담아낸 도서입니다.
기타	• 줄글형 도서가 아니라 편하게 넘기며 볼 수 있는 만화라 학생들과 수업 시간에 활용하는 도서로 추천합니다.

도서명	임신 출산 육아 대백과/삼성출판사 편집부/삼성출판사/2022
관련 내용요소	• [12보건03-04] 성 건강 및 권리와 임신·피임·미혼부모, 성 건강 관련 제도와 정책
단원과의 연결	• 임신, 출산, 육아의 각 단계를 시간 순서별로 나누어 Step 1부터 Step 11로 구분해 필요한 부분만 빠르게 찾아서 볼 수 있는 장점이 있습니다. 대한소아과학협회의 성장도표가 수록되어 있으며, 수시로 바뀌는 임산부의 지원 정책과 육아휴직 기간, 영아 수당 등에 대한 내용이 최신 반영되어 있습니다.
기타	• 실제적인 사진 자료와 삽화 자료들이 많아 부담 없이 읽기 좋으며, 임신과 출산, 신생아기 육아에 대한 내용이 구체적으로 담겨 있는 완성형 도서입니다.

도서명	한 권으로 끝내는 임신 출산 육아/박은성외 1인/카시오페아/2023
관련 내용요소	• [12보건03-04] 생애주기별 성적 특성과 관리, 성 건강 및 권리와 임신·피임·미혼부모
단원과의 연결	• 임신, 출산, 육아에 대해 전반적으로 정확한 정보와 실제 자녀를 육아하면서 터득한 삶의 노하우와 예비 부모는 잘 모르는 숨겨진 뒷이야기까지 자세하게 담겨 있는 도서입니다. 임신-출산-육아 시기별로 항목을 나누어 한눈에 들어오게 정리가 잘 되어있는 점이 장점입니다.
기타	• 실제 4남매의 부모인 산부인과 의사인 엄마와 한의사 아빠가 저술한 도서로 의료인으로서의 전문 지식과 부모로서의 풍부한 경험이 녹여져 있는 도서입니다.

○ 세특작성 예시

도서명	이상한 정상가족/김희경/동아시아/2022
관련 내용요소	• [12보건03-04] 성 건강 및 권리와 임신·피임·미혼부모
단원과의 연결	• '가족'이라는 형태를 중심으로 한국 사회에서 사람 사이의 관계가 어떻게 맺어지는가 고찰하는 책입니다. 한국의 가족주의란 무엇인지, 미혼모, 부의 사회적 문제, 입양이나 다문화 가정 등 비정상 가족으로 분류되는 민감한 주제에 대해 논리적으로 풀어서 설명하는 도서입니다. 또한, 우리나라와 해외에서 가족에 대한 정책이 어떻게 수립되어 있는지, 우리나라와 외국이 어떤 차이점이 있는지에 대한 구체적인 사례가 있습니다.
기타	• 가정 내에서는 아이가 어떤 형태의 가족에서든 가장 '약자'이기 때문에 아이에 관한 이야기가 주를 이루지만 이외에도 다양한 가정의 형태와 그에 이어지는 꼬리 이야기들이 많은 도서입니다.

도서명	아이가 사라지는 세상/조영태 외 6인/김영사/2019
관련 내용요소	• [12보건03-04] 성 미디어 문해력, 성 건강 관련 제도와 정책
단원과의 연결	• 다양한 분야의 전문가 7인(인구학자, 진화학자, 동물학자, 행복 심리학자, 임상심리학자, 빅데이터 전문가, 역사학자)의 관점에서 저출산의 원인과 배경, 앞으로 나아가야 할 방향성에 대해 다루고 있습니다. 갈수록 심각해지는 인구 감소 현상과 저출산의 극복 방안에 대해 폭넓은 관점으로 접근할 수 있게 도움을 주는 도서입니다.
기타	• 정부 차원의 저출산 대책 정책뿐만 아니라 인간의 본성에서 사회 시스템의 구조적 변화까지 종합적인 관점의 저출산 대처 융합 프로젝트 내용이 담긴 책입니다. 저출산 및 인구감소 문제 관련 수업에 활용하기 좋습니다.

도서명	질병이 바꾼 세계의 역사/로날트 D. 게르슈테/미래의창/2020
관련 내용요소	• [12보건03-05] 성 건강문제와 성매개감염병 및 위험 이슈, 성미디어 문해력, 성 건강 관련 제도와 정책
단원과의 연결	• 감염병과 관련해서 매독, 에이즈와 같은 성매개감염병과 관련된 내용을 역사적 내용과 연결해서 설명을 제공하는 책으로 단원과 관련하여 성매개감염병에 대한 특성과 현황을 파악하고, 해당 시대의 성문화 및 성 역할을 일부 들여다보며 문해력을 기르고, 감염병을 극복하기 위한 예방법과 치료법 등 개인적, 사회적 대안을 찾아가는 데 이용할 수 있습니다.
기타	• 의사이자 역사학자인 저자가 질병과 역사의 물결 사이의 모종의 상관관계를 엮어 역사상 가장 많은 질병은 무엇이며 최고 권력자들 무너뜨린 질병은 무엇인지를 서술한 도서입니다. 해당 도서는 역사와 연결해 질병의 영향력을 탐구할 수 있어, 의료보건 계열뿐 아니라 인문, 사학 계열 학생도 활용할 수 있습니다. 또한 성매개감염병 뿐만 아니라 다른 질병도 많이 등장해 타 단원에서도 활용 가능합니다.

Chapter 2. 영역별 세부능력 및 특기사항 작성 예시와 참고도서 안내

도서명	10대를 위한 성교육/이미정,이은실,이정,서유미/꿈꿀자유/2022
관련 내용요소	• [12보건03-05] 성 건강문제와 성매개감염병 및 위험 이슈, 성미디어 문해력
단원과의 연결	• 소아청소년과, 산부인과, 소아정신건강의학과, 비뇨기과 의사 선생님들이 사춘기 청소년을 대상으로 집필한 과학적인 성교육 지침서입니다. 단순히 성교육에만 집중한 것이 아니라 사춘기에 청소년들이 이루어야 할 몸과 마음의 성장을 객관적이고 의학적인 관점에서 설명합니다. 성매개감염병에 대해 클라미디아 감염, 임질 매독, 생식기 헤르페스 감염, HPV, HIV에 대한 감염병의 특성과 증상, 현황 등을 제시하고 치료 및 예방법을 탐구할 수 있습니다.
기타	• 쉽게 문장을 풀어쓰고, 어려운 용어는 옆에 한자나 영문을 같이 표기해 이해를 돕고 다양한 삽화가 들어가서 이해를 돕는 책입니다.

도서명	이야기로 풀어 가는 성평등 수업/변신원/비엠케이/2020
관련 내용요소	• [12보건03-05] 성매개감염병, 성 건강, 성문화 및 성 역할, 성미디어 문해력 향상, 개인적·사회적 대안, 제도 개선
단원과의 연결	• 성평등 이슈를 흥미롭게 접할 수 있도록 도우면서, 이야기 사이사이에 젠더와 관련된 최신 연구와 통계, 정부 정책 등 객관적인 자료까지 풍성하게 제시하는 책입니다. 성 건강을 위협하는 문제들을 성문화 및 성 역할과 관련지어 비판적으로 탐색하는데 다양한 근거를 탐색할 수 있고, '왕비는 왜 제일 예뻐야만 했을까?'와 같은 파트에서 성미디어 문해력을 기르는 데 도움을 줄 수 있습니다. 또한 개인적, 사회적 대안을 찾을 수 있도록 질문과 해외의 케이스를 제공해 주어 탐구하는 데 활용할 수 있습니다.
기타	• 목차별로 분류해서 각 소주제로 제시되는데 한 주제 당 몇 페이지 되지 않고, 일상, 드라마, 영화 등 친근한 소재와 이야기로 제시되어 학생들이 읽을 때 부담이 적어 수업 시간에 발췌해서 활용하기 좋습니다.

도서명	나의 첫 젠더수업/김고연주/창비/2017
관련 내용요소	• [12보건03-06] 성 건강 관련 제도와 정책 및 환경을 탐색하여 건강관리에 적용하고 개선·옹호하기
단원과의 연결	• 젠더에 대한 올바른 관점을 세우고 싶은 청소년에게 성별에 대해 서로 있는 그대로 바라볼 수 있게 질문을 던지는 책입니다. 보이지 않는 '젠더 박스'를 조금씩 해체해 나가면서 혐오의 말이 넘실대는 세상에서 청소년들이 배려와 공존의 가치를 잊지 않도록 해줍니다. 또한 여성과 남성으로서 긍정적인 정체성을 만들어 가는 데 도움을 주며, 여러 정보를 제공합니다. 공부, 직업, 사랑, 다이어트, 모성 신화를 비롯해 청소년들이 성 관련 쟁점 이슈에 대해 다양한 입장의 근거를 파악해서 변화를 모색하는 데 책을 활용하기 좋습니다.
기타	• 인문학적 내용으로 책 내용을 풀어가고 제도나 문화에 대해 분석해 건강 쪽에 대한 부분이 다소 부족할 수 있습니다. 건강에 대한 영향이나 관리 쪽을 충족시키려면 다른 책을 읽거나 보완하는 것이 필요합니다.

○ 세특작성 예시

도서명	A에서 Z까지 스토킹, 데이트 폭력, 디지털 성범죄/신현덕/법문북스/2023
관련 내용요소	• [12보건03-06] 성 건강 관련 제도와 정책 및 환경을 탐색하여 건강관리에 적용하고 개선·옹호하기
단원과의 연결	• 이 책에서는 스토킹과 데이트 폭력. 디지털 성범죄에 적절히 대처할 수 있도록 알기 쉽고 자세하게 분류하고, 상담사례 및 자주 물어보는 질문들을 제시하였습니다. 따라서 학생들이 쉽게 이해할 수 있게 구성되어 있습니다. 법제처, 한국 여성인권진흥원, 한국여성의전화 등의 자료를 종합적으로 정리하여 분석하였을 뿐만 아니라 관련 법령 및 판례도 제시되어 있어 성과 관련된 법과 제도에 대해 교과서 수준보다 깊은 수준으로 심층적인 탐구가 가능합니다.
기타	• 학생이 읽기엔 조금 딱딱한 문체일 수 있으나, 정의, 상담사례, Q&A, 관련 법령, 대처 방법을 자세하게 제시해서 성 건강 관련 이슈에 대한 실제적인 법과 제도적 방안을 수업 때 탐구하도록 활용할 수 있습니다.

도서명	열등한 성 : 과학은 어떻게 성차별의 도구가 되었나?/엔절라 사이니/현암사/2019
관련 내용요소	• [12보건03-06] 성 건강 관련 제도와 정책 및 환경을 탐색하여 건강관리에 적용하고 개선·옹호하기
단원과의 연결	• 젠더에 수 세기 동안 우리를 괴롭혔던 성 고정관념과 위험한 믿음을 과학이 왜 제거하지 못했는지 설명해 주는 책으로, 과학 분야에서 여성 전문가의 수가 적은 이유에 대해서 왜 이런 편향이 존재하는지에 대해 비판적으로 읽어내려 갑니다. 가사와 임신, 육아, 성차별, 성희롱에 대한 통계를 통해 이공계에서 높은 자리까지 오른 여성의 수가 왜 적은지에 대한 주장과 근거를 제시합니다. 또한 자연의 순리라는 말에 넘어가지 않도록 성 역할과 관련해 성별을 연구하는 과학자들의 주장과 그 근거가 된 실험을 다시 살펴보고 허점을 찾아내 비판적으로 분석합니다. 학생들에게 이공계열 속 성문화, 성 역할과 고정관념에 대해 탐구하고 성찰할 수 있도록 활용할 수 있으며 앞으로 나아가야 할 방향성과 대안을 찾도록 도움을 줄 수 있습니다.
기타	• 성 건강 관련 쟁점 이슈에 대해 과학계열과 관련해서 구체적으로 파악하고 탐구하는 데 적용하기 좋은 책으로, 이공계열 학생들이 진로와 연결된 법과 제도, 문화 등에 대해 비판적으로 파악하는 데 활용하기 좋습니다.

도서명	디지털 시대 영상 문화와 윤리/홍석경, 정창영, 이광훈/컬처룩/2022
관련 내용요소	• [12보건03-06] 성 건강 관련 제도와 정책 및 환경을 탐색하여 건강관리에 적용하고 개선·옹호하기
단원과의 연결	• 디지털 기술은 누구나 영상을 생산하고 유통하는 주체가 될 수 있고 동시에 남이 생산한 영상을 보는 수용자로 만들었습니다. 이러한 디지털 문화와 소셜 미디어 환경에서는 누구나 가해자도 피해자도 될 수 있기 때문에 성 건강과 관련해 미디어 분야의 윤리 문제를 파악하고 변화 방안을 모색해 볼 수 있는 책입니다. 한 연예인이 소셜 미디어에 달린 악성 댓글에 스트레스를 받고 자살한 사건, 한국 사회의 각계각층 남성 수십만 명이 사용했다는 N번방 사건 등 영상 미디어가 낳은 충격적인 사건들이 삶과 건강에 직접적으로 영향을 미친다는 것을 제시합니다. 특히 '영상과 성 역할 고정 관념' 단원에서 성취기준과 연결해 대학 수준의 지식을 탐구할 수 있습니다.
기타	• 대학생을 타깃으로 작성된 책으로 자신의 진로와 관련이 없는 학생이 읽기에는 다소 어려울 수 있습니다. 미디어 커뮤니케이션, 영상, 그래픽 계열을 희망하는 학생이 심화 탐구할 때 활용하기 적절합니다.

보건과 세특 가이드 북

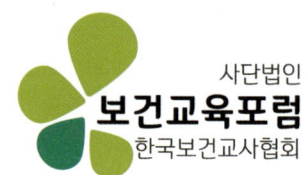

4 건강안전과 응급처치

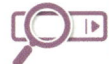 **2022 개정 보건과 교육과정의 목표**

건강의 가치와 다양한 건강 개념, 몸과 마음에 대한 균형 있는 지식과 태도, 기술을 발전시키는 한편, 건강 영향요인을 고려하여 일상생활을 행복하고 건강하게 관리할 수 있다. 이를 토대로 건강 안전을 위협하는 건강문제 상황에서 건강생활기술과 건강자원, 정보를 유연하게 활용하여 건강문제를 해결하고 질병 상태에서도 친구와 가족, 공동체와 함께 건강하게 살아가며 안전하게 대처할 수 있다. 나아가 개인과 공동체의 건강증진에 기여하고 급변하는 환경과 미래 세대 건강문제에 창의적으로 대응하고, 공감적 이해력, 협력적 의사소통 등을 바탕으로 건강을 옹호하고 건강지향적 환경을 추구하며 포용성, 종합성, 시민성을 갖추어 삶의 질을 높인다.

(1) 다양한 건강 개념을 토대로 몸과 마음의 상태와 건강 영향요인을 고려하여 건강생활을 실천하고 균형 있게 삶의 질 향상과 행복을 추구하며 건강을 관리할 수 있다.

(2) 건강생활기술을 단련하여 성, 정서, 중독 등 다양한 건강문제에 대해 안전하고 행복한 선택을 할 수 있고, 위험요인과 지지·협력 체계를 평가하여 창의적으로 건강문제를 해결할 수 있다.

(3) 건강 안전을 위협하는 각종 질병과 위험요인을 사전에 파악하고 대비하며 공동체의 대응 체계를 발전시켜, 질병이 있어도 함께 건강하게 살아가며 응급상황에 안전하게 대처할 수 있다.

(4) 건강권의 역사, 건강정보, 건강자원 및 법과 제도를 탐색하고 건강 문해력과 디지털 문해력을 배양하여, 개인과 공동체의 건강증진과 건강지향적 환경을 옹호할 수 있다.

(5) 건강문화와 기후변화, 감염병 등 사회·문화적 환경 변화가 건강에 미치는 영향 및 대응 방안을 비교·분석하고 건강문화를 건강지향적으로 개선하려는 태도로 개선방안과 국제연대를 탐색할 수 있다.

Chapter 2. 영역별 세부능력 및 특기사항 작성 예시와 참고도서 안내

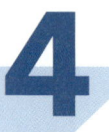 건강안전과 응급처치

성취기준1

2022	[12보건04-01] 건강안전의 의미와 사회적 영향요인, 위험요인을 평가하고, 개인·공동체·국가 수준의 예방과 대처, 안전 문화를 포함한 건강안전 지향적 환경 개선을 탐색하고 실천한다. [성취기준 해설 및 적용 시 고려 사항] 개인과 공동체, 국가 수준에서 건강 안전의 영향요인과 위험요인을 평가하여, 사전에 질병과 사고의 위험을 예방하고 관리하며, 위험 발생 시 적극적으로 대처할 수 있도록 한다.
2015	[12보08-01] 건강과 안전을 위협하는 인적·물리적·사회적 영향 요인 등을 평가하고, 개인·공동체·국가 수준의 안전사고 예방과 안전 문화 정착을 위한 방안을 토론한다.

세부능력 및 특기사항 기재 예시 - 공통

- 인간은 사회적 존재이므로 건강을 증진하기 위해서는 개인적 요인뿐 아니라 문화·환경·정책 등 거시적 요인을 고려해야 한다고 발표함. 하인리히 법칙에 대해 학습 후 '삼풍 백화점 붕괴 사고', '대구 지하철 참사' 분석에 적용하여 이런 일들이 더 이상 발생하지 않도록 대형 안전사고 위험성과 예방 방안을 각 단계의 특성을 고려하여 모둠원과의 적극적인 토론 후 구체적으로 작성하여 발표함. 학생들이 가장 많은 시간을 보내는 학교 내에서 발생 가능한 건강 위험요인을 찾고 이를 해결하고자 실천으로 옮기려는 노력이 돋보임. 특히 점심 급식을 거르고 매점에서 불량 식품을 섭취하는 것은 성장기 청소년의 건강에 부정적 영향을 미치는 데 이를 과학적으로 분석하고, 학생회와 연계하여 캠페인을 실시한 점이 인상적임. 사회과와 공공으로 진행한 융합 수업 중 모의 국제회의 의장 역할을 담당하며 건강과 안전을 지향하는 문화의 확산이 중요한 이유를 타당한 근거와 함께 논리적으로 요약함. 또한 토론 과정에서 다른 학생의 의견을 존중하며 설득하는 모습을 통해 탁월한 보건학적 통찰력을 관찰할 수 있었음.

○ 세특작성 예시

독서활동에 따른 관련학과별 세부능력 및 특기사항 기재 예시

구분	관련학과	세부능력 및 특기사항 예시
사회과학계열	• 국제학과 • 정치외교학과 • 행정학과	• 도서 '아픔이 길이 되려면(김승섭)'을 읽고 공동체의 사회역학적 특성이 개인의 건강에 미치는 영향을 고찰함. 책에 소개된 다양한 사례를 분석하며 의학의 발전에도 불구하고 경제적 취약 계층의 건강 상태는 왜 여전히 열악한지 의문을 표함. 우리 사회에서 흔히 볼 수 있는 질병이나 사고를 조기에 예방하고 대처하기 위해서는 개인의 노력만큼 국가의 노력 역시 중요하다는 내용의 독후감을 제출함. 앞으로 대학 진학 후 건강에 대해 거시적인 안목을 기르고 이를 정책으로 구현하고 싶다는 포부를 밝힘.
보건의료계열	• 소방방재학과 • 사회복지학과 • 보건정책학과	

성취기준2

2022	[12보건04-02] 인체의 기초 생리와 병리에 대한 이해를 바탕으로 주요 급·만성 질병의 위험요인을 사회적 조건과 관련지어 탐색하고 대비하여 질병이 있어도 함께 건강하게 살아갈 수 있도록 관리한다. [성취기준 해설 및 적용 시 고려 사항] 질병의 이해 및 위험에 대해 배우는 한편 질병이 있어도 혼자 위험에 처하거나 과도하게 좌절하지 않고, 공감과 지지를 통해 공동체와 함께 안전하게 살아갈 수 있도록 한다. 학교나 가정, 사회적 상황에 따라 제1형 당뇨, 아나필락시스 쇼크의 위험이 있는 알레르기, 심장병, 결핵, 암 등을 다룰 수 있다. 질병의 기초 생리 및 병리, 주요한 특성과 위험을 이해하고, 질병 발생과 경과, 회복과 안전에 영향을 미치는 요인에 대해 함께 협력하여 대응하도록 한다.
2015	[12보03-02] 신체 기관별 주요 질병의 발생 기전을 이해하고, 질병 예방·관리를 위한 신체 기관별 건강 관리 방법을 제시한다.

세부능력 및 특기사항 기재 예시 – 공통

• 급성질환과 만성질환의 차이점을 배우는 수업에서 탐구력이 돋보이는 학생으로 특히, 만성질환인 고혈압에 관심을 가지고 활동함. 고혈압의 발생 이유를 레닌-안지오텐신-알도스테론의 기전에 기반하여 설명하고 생활습관 교정에 초점을 맞추어 짜게 먹지 말아야 하는 이유를 과학적으로 탐구하여 뛰어난 학업능력을 보임. 수업 중 혈압 측정 연습을 한 후 가정에서 할머니의 건강관리에 적용하여 매일 혈압을 측정하고, 노령 고혈압 환자에게 맞는 운동과 식이요법을 상

담하는 등 고혈압이라는 만성 질병의 건강관리 과정을 포트폴리오로 작성하여 자신 있게 발표함. 혈압을 측정하면서 자동/수동혈압계의 차이점에 대한 궁금증이 생겨 스스로 추가 조사하여 각각의 장단점을 알고 사용법을 연습하며 혈압이 매우 낮을 때는 자동혈압계로 측정되지 않아 수동으로 측정해야 함을 알게 되었다고 함. 건강관리 실습에 자기주도적으로 참여하고 이를 실생활에 적용하는 등 건강 정보·자원 활용 능력이 돋보이는 학생으로 간호사가 되면 수동혈압계를 능숙하게 다루어 환자들에게 도움이 되고 싶다는 포부를 밝힘.

- 신체 기관별로 발생하는 질환에 대해 배운 후 관심 있는 분야를 선택하여 청소년에게 흔히 발생하는 건강 문제를 모둠활동으로 조사함. 위와 식도의 구조와 기능, 위·식도역류 질환의 원인과 증상을 카드 뉴스로 제작하는 과정에서 평소 위·식도역류 질환이 있어 힘들었던 자신의 경험을 토대로 하여 친구들이 이해하기 쉽게 설명하였으며 제작 과정에서는 동료와 교사에게 적극적으로 질문하며 스스로 알아가려는 노력이 엿보임. 모둠활동 중에는 모둠원들의 의견을 먼저 경청한 후 조율하며 리더십을 발휘하는 모습을 보임. 가족과 함께하는 건강한 생활습관 챌린지 프로젝트에 한 달간 참여함. '카페인 대신 따뜻한 물 마시기, 좋아하는 음악 들으면서 스트레스 해소하기' 등을 실천하며 사진을 찍어 교육 플랫폼에 인증하였고, 프로젝트 종료 후 '아침에 일어날 때 개운해지고 몸이 가벼워졌다는 느낌을 받았다, 목표 달성에 대한 성취감을 느꼈다.' 는 소감을 PPT로 정리하여 친구들에게 공유함. 또한 가족들과 함께 프로젝트를 실시하면서 가족공동체의 유대감을 느꼈다고 발표함. 배움에서 그치는 것이 아니라 실제 생활습관으로 이어지는 모습을 보여 삶과 앎을 일치시키려는 노력이 돋보임.

 독서활동에 따른 관련학과별 세부능력 및 특기사항 기재 예시

구분	관련학과	세부능력 및 특기사항 예시
자연계열	• 생물학과 • 생명과학과 • 의생명과학과	• 도서 '사소한 건강법칙(김영철)'을 읽고 시험기간에 긴장하면 복부 팽만감, 복통, 잦은 설사가 있었던 자신의 증상을 뒤돌아보며, 신체적 검사에서는 정상이 나와야지만 과민성대장증후군을 진단받는다는 것을 알게 되고 병원 진료를 고려하게 되었다고 함. 이러한 증상을 개선하기 위해서 평소 즐겨먹던 자극적인 음식을 피하고 스트레스를 받지 않기 위해 긍정적인 생각을 하려고 노력해야겠다고 다짐하는 독후감상문을 제출함.
의약계열	• 의학과 • 건강관리학과	

성취기준3

2022	[12보건04-03] 감염병과 면역의 원리를 이해하고 개인과 공동체가 지켜야 할 건강수칙과 대응 방안을 사회적 차원에서 비판적으로 탐색하여 생활에 적용한다. [성취기준 해설 및 적용 시 고려 사항] 감염병의 기본 원리 및 인체의 항상성 유지를 위한 역동적인 과정으로서 면역의 원리와 환경과의 상호 작용을 이해함으로써 신종 감염병의 출현과 대유행을 비롯한 질병 양상의 변화 원인과 상황을 개인적, 사회적 차원에서 분석하고 대처하도록 설정된 것이다. 가능하면 개인적, 국가적, 국제적 차원의 건강수칙 혹은 매뉴얼을 비교하여 실천 방안 및 건강자원의 접근과 분배, 활용에 대해 탐색한다.
2015	[12보03-03] 감염병 발생 기전 및 증상을 탐색하고, 감염병의 예방과 관리를 위한 병문안 예절 등 개인적, 사회적 대처 방안을 제안한다.

세부능력 및 특기사항 기재 예시 – 공통

- 감염 고리 6단계를 학습한 후 '감염 고리를 끊어버리자'라는 보고서를 작성함. 코로나19를 겪은 경험을 바탕으로 손 씻기의 중요성을 알리기 위해 손 씻기 전후를 비교하는 균 배양 실험을 설계함. 손을 비누, 손 소독제, 물티슈로 씻고 면봉으로 손의 표면을 닦고 배지에 묻힌 후 12시간, 36시간, 48시간이 지난 후 세균 배양 증가율을 확인하는 실험을 과학적으로 함. 그 후 일상생활에서 흔히 사용하는 컴퓨터 마우스, 모니터, 손잡이 등이 전파 매개체가 될 수 있음을 상기시키는 동영상을 조사하여 감염병의 전파력을 친구들이 쉽게 이해할 수 있게 발표함. 이에 그치지 않고 같은 감염경로로 전파되는 호흡기 감염병에 대한 질환 정보와 일상생활 속에서 예방할 수 있는 방법을 리플릿으로 제작 후 보건실에 비치 및 배부하는 등 건강 옹호 활동을 적극적으로 하는 모습을 보임. 이러한 활동을 토대로 의료인이 되었을 때 감염병 예방을 위해 많은 연구를 하겠다는 포부를 밝힘.

- 감염 예방 원리를 깊게 탐구할 뿐만 아니라 자기성찰까지 하는 모습이 돋보이는 학생으로, 레벨 D 방호복 착용법을 학습한 후 직접 장갑, 덧신, 마스크, 고글을 착용하는 연습을 한 뒤, 착용 방법을 동영상으로 촬영하고 자가 모니터링하면서 잘못된 부분을 수정하며 적극적으로 실습함. 더 나아가 스스로 올바른 마스크 착용법과 마스크 폐기 방법을 탐구해 친구들 앞에서 자신 있게 시범을 보이며 공동체가 지켜야 할 대응수칙과 예절을 교육함. 방호복 착용의 어려움과 착용 시 불편감에 대해 깨닫고 팬데믹 상황 속 의료진의 노고에 감사한 마음을 글로 표현하며 미래의 예비 의료인으로서 사람들에게 봉사하고 희생하겠다는 포부를 표현해 뛰어난 성장 가능성을 보임.

- 코로나19 감염병을 겪으면서 국내와 해외의 감염병에 대한 정책적인 대응 방안 중 '국가 주도 방역 조치'를 선정하여 당시 자신의 경험을 토대로 장·단점들을 모둠원들과 토의하며 논리적으로 설명함. 이 중 확진자 동선 공개 정책에 대해 '감염병 예방을 위해 꼭 필요했다.', '사생활 침해가 심각했다.' 등 다양한 관점으로 고찰함. 2020년 3월에 실시한 코로나19 관련 설문조사에서 68.3%가 낙인으로 인한 공포가 있었고 이는 코로나19 감염병 확진에 대한 두려움보다 10%나 더 높게 나타나 동선 공개 정책이 사회 전반적으로 부정적 결과를 초래하고 있음을 주장함. 감염병에 확진된 사람도 감염병의 피해자라는 인식이 필요하며, 이들의 두려움에 대해 공감할 수 있으며 나아가 코로나19뿐만 아니라 모든 재난과 사회적 위기를 극복하는데 가장 효과적인 자원은 '사회적 협력'이라는 결론을 노출하여 발표하는 등 건강사회·문화 공동체의식 역량이 뛰어남.

독서활동에 따른 관련학과별 세부능력 및 특기사항 기재 예시

구분	관련학과	세부능력 및 특기사항 예시
자연계열	• 생물학과 • 생명과학과 • 의생명과학과 • 생물환경화학과	• 코로나19 팬데믹을 겪으면서 '우리는 감염병의 시대에 살고 있습니다(김정민)' 책을 선정함. 의학이 발달했지만 계속해서 신종감염병이 발생하고 바로 대응하지 못하는 이유에 대해 과거 인류가 감염병과 어떻게 싸웠는지 감염병 역사가 중요하다는 것을 깨달음. 이를 통해 현재 우리는 인간과 자연이 함께 공생하는 지혜가 필요함을 주장하며 생태계가 건강해야 그 속에서 사는 우리 인류가 건강하게 살 수 있다고 독후감을 씀.
의약계열	• 의학과 • 간호학과 • 건강관리학과	

성취기준4

2022	[12보건04-04] 직업병과 근로 조건, 작업 환경을 포함한 영향요인 및 법과 제도를 분석하여 안전 수칙을 포함한 예방관리 방안 및 개선방안을 제안한다. [성취기준 해설 및 적용 시 고려 사항] 직업병의 기본적인 개념과 발생 원리, 분류에 대한 이론을 토대로 우리나라의 주요 직업병 발생 현황을 분석하고, 직업병 발생의 원인과 예방관리를 위한 개인적·사회적 인식과 노력, 관련 정책 및 제도를 평가하도록 한다. 이 과정에서 직업병 예방과 질병 부담 감소에 필요한 개인적, 사회 제도적 노력을 알아보고 대안을 탐색하도록 한다.
2015	[12보08-03] 근로 조건, 작업 환경 등과 직업병의 관계를 이해하고, 주요 직업병의 현황 및 문제점을 조사하여 직업병의 예방법과 발생 시 대처 방안을 제시한다.

세부능력 및 특기사항 기재 예시 - 공통

- 보건 의료 관련 진로에 관심이 있으며, 평소 건강하게 하고 싶은 일을 하며 사는 삶이 행복할 것이라고 말하는 낙천적이면서 영리한 학생임. 건강한 직장 생활에 대해 인터넷 자료와 신문기사를 찾다가 직업병에 대해 호기심이 생겨 직업병의 의미와 현황을 조사함. 1970년대 직업병 인정자는 1,122명이었는데 2000년대에 들어서는 그 수가 1만 명 수준으로 급격하게 증가했고, 직업병의 종류도 과거에는 진폐증 97.5%, 나머지는 납중독, 소음성 난청과 유기용제 중독 등으로 2.5%를 차지했으나 2000년대에는 진폐증과 소음성 난청이 전체 직업병에서 20% 수준 이하로 낮아지고, 근골격계 질환, 뇌심혈관계 질환이 70% 이상을 차지한다는 것을 '고용노동부의 2020 산업재해 현황'을 분석하여 구체적인 통계자료를 활용하여 조사 발표함. "이는 우리나라가 직업병에 대한 인식이 높아지고 업무상 질병으로 인정되는 경우가 점점 높아지는 것으로 작업장의 안전에 대한 긍정적인 변화로 볼 수 있다"라고 분석하여 설명하는 것이 인상적임. 자신이 관심 가지고 있는 직업군에서 발생하는 직업병 사례 및 관리 방안을 인포그래픽으로 표현하는 활동에서 관련 연구 자료인 '의료인의 직업병(김은아)'을 인용하여 효과적으로 표현함. 직업병 관리 방안 사례로 의료인은 각종 감염병에 감염되는데 그 중 결핵 감염이 대표적이고 이를 예방하기 위해 개인위생 및 감염예방 매뉴얼을 지키도록 강조하고 주기적인 감염관리 교육을 필수로 하고 있다는 것을 잘 표현함. 이런 활동을 통해 의료 관련 직업에 대한 관심과 흥미를 더 가지게 되었으며, 다른 사람을 돌보려면 자신을 먼저 돌보고 건강을 유지해야 하는 자기관리 역량을 함양해야 함을 절실히 깨달았다고 소감을 말함.

독서활동에 따른 관련학과별 세부능력 및 특기사항 기재 예시

구분	관련학과	세부능력 및 특기사항 예시
인문계열 사회계열	• 사회 관련 학과 • 인문 관련 학과	• 직업환경의학 전문의들이 본 노동 현장 이야기를 담은 도서 '굴뚝 속으로 들어 간 의사들(강동묵 외 13명)'을 읽고 자신의 의견을 발표하는 시간에 '직업병이 발생하는 환경은 우리가 흔하게 생각하는 물리적 위험 환경, 생화학적 위험 요인뿐만 아니라 서비스 업계에서 감정 노동 상황에서도 빈번히 발생하고 있다는 것을 알게 되었다'라고 발표함.
보건의료계열	• 의학과 • 간호학과 • 건강관리학과	

성취기준5

2022	[12보건04-05] 다양한 응급상황에서 심폐소생술 및 자동심장충격기 사용을 포함한 응급처치 방법을 익혀서 협력적으로 적용하며, 응급의료체계와 자원의 활용을 포함한 건강 안전 방안을 탐색하고 발전시킨다. [성취기준 해설 및 적용 시 고려 사항] 질병 및 사고의 특성과 상황에 따른 응급처치의 원리와 방법을 이해하고, 응급상황에 신속하게 협력적으로 대처하도록 한다. 나아가 우리나라의 응급의료체계와 건강자원에 대한 이해와 탐색을 통해 일상생활에서 경험하는 다양한 응급상황에 안전 방안을 세워 신속하게 활용하고 대처하며, 협력 체계와 시스템 개선을 모색하도록 한다. 따라서 가능한 실제 상황과 최대한 비슷한 실습 환경을 조성하여 훈련하고, 다양한 상황에 대한 시뮬레이션을 하여 종합적 평가 및 피드백을 하는 학습이 필요하다.
2015	[12보09-01] 상황별 사례와 연계하여 생활 속 응급 처치의 원리와 방법을 익히고, 상황별 응급 처치 방법을 올바르게 시연한다. [12보09-02] 심폐소생술의 적용 원리에 대한 이해를 바탕으로 심폐소생술과 자동제세동기의 사용법을 시연한다. [12보09-03] 응급 의료 체계와 응급 의료 기관의 이용 방법을 탐색하고, 테러, 화재, 붕괴, 각종 체험 활동 시 안전사고 예방 및 구조를 위한 안전 수칙을 제시한다.

세부능력 및 특기사항 기재 예시 – 공통

- 가정, 학교 등 일상에서 마주할 수 있는 다양한 응급상황을 조기에 발견하여 예방 및 대처할 수 있는 능력이 뛰어남. 특히 체육활동 시 빈번하게 발생하는 골절과 염좌 증상을 조기에 사정하고 일반인 수준에서 제공 가능한 응급처치 방법을 정확하게 인지하고 있음. 인체의 해부학적 구조와 생리적 기전에 대한 기초적 이해를 바탕으로 심정지 환자에게 신속하고 정확한 심폐소생술 적용이 중요한 이유를 논리적으로 발표함. 센서가 내장된 평가용 마네킹으로 심폐소생술 실습을 실시한 결과 가슴 압박의 깊이 및 속도의 정확성이 95% 이상으로 측정됨. 심폐소생술 수행 능력을 향상하기 위해 국제 소생술 교류위원회에서 발간한 '기본소생술 표준화 가이드라인'을 분석하고 이를 동료 학습자에게 공유하는 등 협력적인 학습 분위기를 조성함. 또한 심장의 전기 전도계를 심도 있게 학습하여 자동심장충격기가 작동하는 과학적 원리를 충분히 숙지함. 교육과정을 모두 이수한 후 교내에서 응급환자가 발생할 때 활용할 수 있는 인적자원과 물적자원, 연계 가능한 의료기관을 조사하였으며 이를 미니맵 형태로 시각화하여 변환하는 등 자료 이해 및 분석 능력과 공동체 협력 능력이 탁월함.

 독서활동에 따른 관련학과별 세부능력 및 특기사항 기재 예시

구분	관련학과	세부능력 및 특기사항 예시
자연과학계열	• 응용생물화학부 • 생명과학부 • 생물교육과	• 도서 '출동 중인 119 구급대원입니다(윤현정)'을 읽고 삶과 죽음의 경계에서 우리 사회의 안전망을 강화하는 직업군에 대해 경외심을 표현함. 독서를 통해 소방공무원의 업무 현장과 응급처치 방법을 간접적으로 이해하고, 이를 기반으로 긴급한 상황에서 효과적인 응급의료체계 활성화 방안을 구체적으로 고찰함. 향후 타인의 아픔을 진심으로 이해하고 적절한 도움을 제공할 수 있는 성품과 가치관을 충분히 확립한 것으로 보임.
의약계열	• 의학과 • 간호학과 • 응급구조학과	

Chepter 2. 영역별 세부능력 및 특기사항 작성 예시와 참고도서 안내

보건과 수업에 참고할 만한 도서 Ⅳ

♪ 건강안전과 응급처치

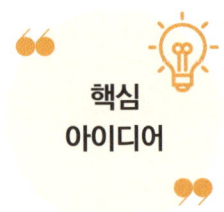

핵심 아이디어

- 생활 속에는 늘 위험이 있을 수 있고, 이러한 건강위험은 문제가 되기 전에 대체로 신호가 있으며, 도미노처럼 주변의 문제로 이어질 수 있으므로, 건강 안전을 위해서는 개인과 공동체의 안전감수성, 사전 위험요인 평가, 참여와 협력에 기반한 예방 및 대비 체계가 필요하다.
- 위급 상황에서 골든타임 내 안전 수칙 및 응급처치의 신속하고 정확한 적용과 적절한 자원 및 협력 체계는 사망 및 손상 악화 방지와 질병 회복의 결정 요인으로 작용한다.

도서명	미래 의료 4.0/김영호/전파과학사/2019
관련 내용요소	• [12보건04-01] 건강 자원
단원과의 연결	• 4차 산업혁명 시대 첨단 기술이 의료기술과 만나 만들어내는 7가지 스마트한 미래 의료기술을 소개한 도서입니다. '인공지능', '빅데이터', '3D 프린팅', '로봇', '사물인터넷', '유전정보', '정밀 의료'가 의료의 사회적 환경을 어떻게 변화시킬지를 고찰해 볼 수 있습니다. 인간의 건강 증진에 대해 생명과학, 뇌과학, 공학 등 다양한 측면에서 바라보고 이해하며 현상을 바라보는 사고의 폭을 확장할 수 있습니다.

도서명	바람이 되어 살아낼게/유가영/다른/2023
관련 내용요소	• [12보건04-01] 안전감수성
단원과의 연결	• '세월호 참사'를 겪은 학생들이 20대 청년으로 성장하면서 겪었던 상처와 자책, 후회, 원망 등의 감정을 사실적으로 표현하고, 이를 극복하고 치유하기 위한 과정이 잘 드러납니다. 사회적 재난이 개인과 사회에게 미치는 영향을 살펴볼 수 있으며 이와 같은 안전사고가 반복되지 않도록 노력해야 한다는 경각심을 일깨울 수 있습니다.

도서명	10대와 통하는 건강 이야기/권세원 외/철수와영희/2020
관련 내용요소	• [12보건04-01] 공동체 문화
단원과의 연결	• 기후 변화, 차별, 노동과 안전 등이 개인 및 사회적 건강과 어떤 관계를 가지고 있는지 쉽게 설명합니다. 인간은 누구나 건강할 권리가 있으며 이러한 건강은 개인적인 것을 넘어 사회적인 가치라는 것을 설명합니다. 따라서 모두가 함께 건강한 삶을 살기 위해 고민할 여지를 간호학, 보건학, 사회복지학 등 다양한 관점에서 바라볼 수 있는 기회를 마련합니다.

○ 세특작성 예시

도서명	사회정의와 건강/베리 S. 레비/한울아카데미/2021
관련 내용요소	• [12보건04-01] 협력 체계
단원과의 연결	• 사회적 불평등이 유색인종, 여성, 아동, 노인, 장애인, 노숙인 등 취약계층의 건강 안전에 미치는 영향을 심층적으로 고찰합니다. 이러한 불평등은 인간의 영양 상태, 구강 보건 등 미시적 건강에 영향을 미칠 뿐만 아니라 감염병, 의료비 지출 증대 등 사회적 건강에도 영향을 미칠 수 있음을 명시합니다. 공평하고 지속 가능한 건강 증진을 위해 어떤 대처가 필요한지 생각해 볼 수 있습니다.

도서명	어린이와 청소년 안전문화/송창영/예문사/2023
관련 내용요소	• [12보건04-01] 건강 위험요인
단원과의 연결	• 청소년의 발달과정과 신체적·정신적 특징을 바탕으로 빈발하는 안전사고의 유형을 설명하고 이를 예방할 수 있는 방법을 포괄적으로 설명합니다. 그뿐만 아니라 가정, 학교 등 사회에서 청소년의 건강과 안전을 보호하기 위한 법, 제도, 정책 등을 안내하여 청소년들이 자신의 안전 권리를 스스로 찾을 수 있도록 안내합니다.

도서명	인체구조교과서/다케우치슈지/보누스/2019
관련 내용요소	• [12보건04-02] 인체와 주요 급만성 질병의 기초 생리와 병리 이해하기
단원과의 연결	• 인체 구조와 기능을 복부, 골반부, 흉부, 머리와 목, 팔과 다리로 구분하여 전 영역을 다루었습니다. 청소년이 생활하면서 평소 궁금해하는 내용(갑자기 뛰면 왜 옆구리가 결릴까, 소변을 참으면 방광이 터진다는 게 정말일까, 아킬레스건이 끊어지면 왜 걸을 수 없을까, 기름진 음식을 먹으면 왜 속이 거북해질까 등)을 해부학적 위치와 함께 이해하기 쉽게 그림으로 표현하여 추천합니다.
기타	• 인체의학도감시리즈 책으로 총 7종이 있으니 아픈 부위를 해부학적으로 확인하고 싶다면 다른 시리즈 책도 확인해 보시길 추천드립니다.

도서명	우리몸이 세계라면/김승섭/동아시아/2018
관련 내용요소	• [12보건04-02] 건강 안전과 개인적 사회적 위험요인, 질병과 함께 건강하게 살아가며 건강한 환경 추구하기
단원과의 연결	• 건강 불평등에 대한 내용(약 실험 과정, 담배 회사, 경제 관련성, 제도적 차별)이 자세히 기술되어 있습니다. 다양한 연구를 통해 예전에는 올바른 치료 방법이라고 믿었던 것들이 틀렸음을 알게 되는 과정, 대조군과 실험군 연구 과정을 통해 다양한 질병의 예시와 역사적 시대의 흐름을 쉽게 설명합니다. 이를 통해 질병의 위험요인에 대해 탐색하고 대비할 수 있는 안목이 생길 수 있습니다.

Chapter 2. 영역별 세부능력 및 특기사항 작성 예시와 참고도서 안내

도서명	보건쌤, 빨리요!/우옥영 외 13명/자유문고/2021
관련 내용요소	• [12보건04-02] 개인과 공동체의 위험요인을 평가하고 예방·대처방안 탐색하기
단원과의 연결	• 학생들은 몸과 마음이 부쩍 성장하고 변화하는 시기입니다. 학교는 그런 아이들이 대부분을 생활하는 곳입니다. 그러나 아이들은 어른들이 생각하지 못한 질병이나 다양한 돌발 상황 등에서 몸과 마음이 고통받기도 합니다. 이 책은 현직 보건교사들이 경험한 사례를 바탕으로 학교에서 발생할 수 있는 다양한 상황에서 몸과 마음을 건강하게 유지하기 위한 방법을 안내하며, 더불어 학교와 사회가 어떤 협력적 시스템을 기져야 할지를 고민해 보게 하는 책입니다.
기타	• 실제로 학교에서 발생한 사례 중심으로 쓰인 책으로, 다양한 응급상황 중 일부를 선택하여 학생들 스스로 상황에 따른 응급처치 방법을 모색해 보고 협력적 대응 방안을 발표하도록 하는 독후 활동 수업에 활용할 수 있습니다.

도서명	질병의 탄생/홍윤철/사이/2014
관련 내용요소	• [12보건04-02] 개인과 공동체의 위험요인을 평가하고 예방·대처방안 탐색하기
단원과의 연결	• 질병 발생을 기후변화와 인류 역사 및 문명을 통해 어떻게 발생하는지 이해하기 쉽게 설명된 책입니다. 질병을 탄생시킨 영양, 기후변화, 햇빛, 술, 담배 등의 환경요인과 인간이 만든 문명과 그 문명이 만든 감염병, 비만, 당뇨병, 고혈압, 심혈관 질환, 알레르기, 암, 우울증의 8가지 질병에 대해 다각적으로 설명하며 환경과 생활 습관 바꾸기, 지구환경의 보존, 유전자의 적응의 세 가지 방향의 변화를 제시하였습니다.
기타	• 동일 저자가 쓴 〈질병의 종식〉과 함께 읽기를 추천합니다.

도서명	아이를 위한 면역학 수업/박지영/창비/2020
관련 내용요소	• [12보건04-02] 면역과 감염병 관리체계 및 제도
단원과의 연결	• 면역의 기전이 이해하기 쉽게 설명된 책입니다. 우리가 주위에서 흔히 볼 수 있는 질환(아토피피부염, 음식 알레르기, 비염, 천식)을 면역과 연결하여 설명하고 있고, 우리가 병원에서 흔히 처방받는 항생제의 두 얼굴을 비교하며 현명하게 사용하는 방법이 제시되어 있습니다. 어렸을 때부터 접종 받았던 백신의 역사, 감염병과의 관계, 백신 생성과정 및 백신에 관한 궁금증(알레르기 때문에 백신이 무서워, 요즘 잘 안 걸리는 질병의 백신을 왜 맞아야 하죠?)에 대한 답변이 있어 면역과 백신의 연관성에 대해 조사한다면 이 책을 추천합니다.
기타	• 엄마의 마음으로 가정의학과 전문의가 아이를 키우는 부모들에게 쓴 책으로 전반적으로 이해가 쉬우며 면역에 대한 오해를 항생제와 예방접종으로 풀어나가기 때문에 고등학생의 탐구 보고서 작성에 도움이 됩니다.

○ 세특작성 예시

도서명	우리는 감염병의 시대를 살고 있습니다/김정민/우리학교/2020
관련 내용요소	• [12보건04-03] 면역과 감염병 관리체계 및 제도
단원과의 연결	• 감염병의 역사와 인류가 자연과 함께 앞으로 어떻게 살아가야 하는지 지혜를 줄 수 있는 성취기준에 딱 맞는 책입니다. 코로나바이러스에 속하는 사스바이러스에 대한 당시 상황을 눈에 그리듯 설명하면서 자연스럽게 감염병 전파 기전을 파악할 수 있고, 인간과 생태계와의 관계를 책과 영화와 함께 제시하여 설명하였습니다. 자연과 인류, 사람과 사람 사이의 관계에 대해서 생각해 보게 합니다.
기타	• 감염병의 전체적 흐름이 쉽게 적혀있고 중간중간 사진이 실려있어 읽기 부담스럽지 않은 책입니다.

도서명	감염병과의 위험한 동거/김영호/지성사/2021
관련 내용요소	• [12보건04-03] 면역과 감염병 관리체계 및 제도
단원과의 연결	• 코로나19는 사스와 메르스를 일으킨 원인 바이러스와 같은 종류에 속하는 코로나바이러스의 일종이며 코로나바이러스의 변이가 쉽게 일어나는 이유에 대해 설명되어 있습니다. 21세기에 찾아온 신종 감염병(사스, 메르스, 신종플루, 코로나19), 역사적 감염병(흑사병, 천연두, 에볼라비아러스병), 스페인 독감, 인수공통감염병 등이 시대의 흐름에 따른 사건과 연결 지어 설명되어 있고 백신 접종 원리, 백신 개발과정도 이해하기 쉽게 설명되어 있어 추천합니다.

도서명	전염병 치료제를 내가 만든다면/예병일/다른/2020
관련 내용요소	• [12보건04-03] 면역과 감염병 관리체계 및 제도
단원과의 연결	• 세균을 발견한 현미경의 발전, 세균과 바이러스의 차이점, 바이러스를 발견하는 과정, DNA와 RNA에 대해 쉽게 설명되어 있습니다. 이 책의 특징은 각 챕터 끝에 '진로 찾기'가 있어 학과를 찾는 데 도움이 됩니다. 감염 내과 의사, 간호사, 의과학자, 제약회사 연구원, 역학조사관, 의학전문기자, 임상병리사, 보건직 공무원의 진로가 제시되어 있고 마지막에 롤 모델 찾기가 있어 실재감 있는 책입니다.
기타	• 〈지식 더하기 진로 시리즈〉 책 중의 하나입니다. 현재 총 14권이 있습니다.

도서명	굴뚝 속으로 들어간 의사들/강동묵 외 13명/나름 북스/2017
관련 내용요소	• [12보건04-04] 직업병과 근로 조건, 작업 환경을 포함한 영향요인 및 법과 제도를 분석하여 안전 수칙을 포함한 예방관리 방안 및 개선방안
단원과의 연결	• 직업환경의학 전문의들이 본 노동 현장 이야기로 각각의 사건을 대면한 순간부터 원인을 파헤치는 과정, 은폐되었던 공장 안 이야기, 의술을 넘어 건강한 노동을 위한 조건 만들기까지 '굴뚝 밖'의 존재인 의사의 시선에서 현장을 추적한 르포르타주이자 21세기 한국 사회 노동 현장에 대한 생생한 보고서입니다.
기타	• 의료인 입장에서 직접 경험한 직업병과 대응에 대한 도서이지만 사회, 경제 분야에서도 관심 가져 볼 만한 도서로 추천합니다.

Chapter 2. 영역별 세부능력 및 특기사항 작성 예시와 참고도서 안내

도서명	직업병에 지친 당신 풀어주고 늘여주고 강화하라/김경은/북스고/2019
관련 내용요소	• [12보건04-04] 직업병과 예방관리 방안
단원과의 연결	• 거북목증후군, 라운드 숄더, 손목터널증후군 등 요즘 사람들과 뗄래야 뗄 수 없는 이 증후군에서 벗어날 수 있는 마사지와 스트레칭, 강화 운동을 꾸준히 따라하면 직업병과 통증에서 벗어날 수 있도록 일상에서 쉽게 할 수 있는 효과적인 부위별 운동법으로 구성되어 있어 추천합니다.
기타	• 구체적인 증상에 대한 운동과 스트레칭 등으로 통증을 관리하고 악화 예방에 도움되어 누구나 읽어도 좋은 도서로 추천합니다.
도서명	엄마 폭발/글쓰기로 자신을 보호해온 28인의 엄마 블로거/나무발전소/2016
관련 내용요소	• [12보건04-04] 직업병과 근로 조건, 작업 환경을 포함한 영향요인 및 법과 제도를 분석하여 안전 수칙을 포함한 예방관리 방안 및 개선방안
단원과의 연결	• 엄마 폭발이란? 엄마의 일을 하다가 외부적인 충격에 의해 정신을 놓아버리거나. 감정의 소용돌이에 휘말리는 현상. 엄마만이 겪는 직업병(?)을 이르는 신조어로 의외의, 생각의 전환으로 다양한 직업병이 있다는 것을 소개합니다.
기타	• 넓은 의미로 볼 때 자신이 종사하는 직업에 대해 직업병이 존재한다는 것을 보여주는 것으로 추천합니다.
도서명	산업재해의 탄생-직업병과 사고에 대한 산업사회 영국의 대응/송병건/해남/2015
관련 내용요소	• [12보건04-04] 직업병과 근로 조건, 작업 환경을 포함한 영향요인 및 법과 제도를 분석하여 안전 수칙을 포함한 예방관리 방안 및 개선방안
단원과의 연결	• 산업안전분야에서 세계 모범인 영국이 산업화를 겪으면서 질병과 사고에 대해 대응하며 제도화 한 내용을 정리한 것으로 산업 현장의 어려운 환경 속에서 노동자의 질병과 안전사고 등에 대해 산업안전보건제도와 법률이 발전하는 과정을 방대한 통계 자료와 참고 문헌을 인용해 기술하고 있어 보건 의료 분만 아니라 경제, 역사, 산업 안전 관련하여 추천합니다.
기타	• 의료, 경제, 사회학 등 여러 분야 측면에서 생각해 볼 수 있어서 추천합니다.
도서명	산재를 말하다- 산재의 문제, 변화 그리고 과제/권동희/숨쉬는 책공장/2023
관련 내용요소	• [12보건04-04] 직업병과 근로 조건, 작업 환경을 포함한 영향요인 및 법과 제도를 분석하여 안전 수칙을 포함한 예방관리 방안 및 개선방안
단원과의 연결	• 〈산재를 말하다〉에는 산재 인정 기준의 문제, 산재 행정의 문제, 업무상 질병 판정위원회의 한계, 산재재심사위원회의 한계, 산업안전보건 연구원의 한계, 산재 국선 노무사 제도 도입이 필요한 이유 등 산재법과 제도에 대한 비판과 개선 방법을 전합니다. 또한 실제 사건에 대한 이야기와 우리가 직접 겪을 수 있는 여러 사안에 대해서도 다루고 산재보험 사용 설명과 산재 소송의 이론과 실제 등을 이야기하며 산재 실무 대응법도 전하면서 산재의 문제와 변화, 과제는 물론 우리 노동 환경의 현실을 살피게 합니다.
기타	• 노무사로 일하면서 10년간 자료를 모아 분석하여 만든 것으로 일반인이 읽으면 산재 관련 도움이 될 것 같아 추천합니다.

○ 세특작성 예시

도서명	만약은 없다/남궁인/문학동네/2016
관련 내용요소	• [12보건04-05] 위급 상황
단원과의 연결	• 응급의학과 의사의 시선에서 환자의 삶과 죽음에 대한 사실적 기록을 생생하게 전달합니다. 다양한 응급상황에서의 응급처치 방법과 응급의료체계의 활용을 현장감 있게 접할 수 있으며 개인과 가족의 건강과 질병, 사고, 응급상황 시 대처 방안에 대해 스스로 생각해 볼 수 있습니다.

도서명	응급실의 소크라테스/곽경훈/포르체/2022
관련 내용요소	• [12보건04-05] 응급처치
단원과의 연결	• 1년 365일 24시간 응급실에서 다양한 환자들을 진료하며 기록한 처치와 사람, 삶과 죽음에 대한 이야기를 전달합니다. 응급 상황에서의 필요한 응급처치 방법 및 치료와 삶의 끝에 이르는 치료 과정을 실제로 읽으면서 생명을 구하고, 예방 가능한 죽음을 줄이며, 호스피스에도 관심을 가지는 등 응급 상황 시 대처 방안을 간접적으로 학습할 수 있습니다.

도서명	응급실에 아는 의사가 생겼다/최석재/그리심어소시에이츠/2017
관련 내용요소	• [12보건04-05] 심폐소생술, 자동심장충격기
단원과의 연결	• 응급의학과 의사로 응급실에서의 희로애락과 삶의 소중함을 솔직한 시선으로 전달합니다. 심폐소생술을 지속하면서 응급실에 입원하는 환자와 보호자를 마주한 이야기, 응급상황에서의 일화, 사고로 가족을 잃은 사람들, 우리나라 응급의료체계의 장단점 등을 총체적으로 인식할 수 있습니다.

도서명	응급실 소생실 레벨 원입니다/이강용/클/2023
관련 내용요소	• [12보건04-05] 사망 및 손상 악화 방지
단원과의 연결	• 서울 권역 응급의료센터에서 근무하는 간호사가 포착한 응급실 밤낮의 다양한 장면을 사진과 이야기를 통해 생생하게 전달합니다. 119 구급차에서 응급의료센터로 환자가 이동하고 응급실 내부에서 응급처치를 받는 연계 프로세스를 살펴보며 응급상황 발생 시 자원의 활용에 대해 고찰해 볼 수 있습니다.
기타	• 동일 저자의 〈지독한 하루〉와 함께 읽기를 추천합니다.

도서명	응급구조사는 이렇게 일한다/이태양/청년의사/2022
관련 내용요소	• [12보건04-05] 응급의료 협력체계
단원과의 연결	• 응급환자가 발생한 현장 및 의료기관과 이송 중 환자에 대한 응급처치 업무를 수행하는 직군인 응급구조사에 대해 설명합니다. 우리나라 응급구조사의 업무 범위와 응시자격 등을 살펴보고 응급의료체계 안에서 다양하게 협력하는 직업군을 탐구할 수 있습니다.

보건과 세특 가이드 북

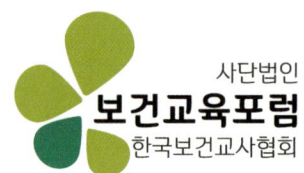

건강자원과 건강문화

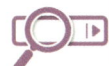 **2022 개정 보건과 교육과정의 목표**

건강의 가치와 다양한 건강 개념, 몸과 마음에 대한 균형 있는 지식과 태도, 기술을 발전시키는 한편, 건강 영향요인을 고려하여 일상생활을 행복하고 건강하게 관리할 수 있다. 이를 토대로 건강 안전을 위협하는 건강문제 상황에서 건강생활기술과 건강자원, 정보를 유연하게 활용하여 건강문제를 해결하고 질병 상태에서도 친구와 가족, 공동체와 함께 건강하게 살아가며 안전하게 대처할 수 있다. 나아가 개인과 공동체의 건강증진에 기여하고 급변하는 환경과 미래 세대 건강문제에 창의적으로 대응하고, 공감적 이해력, 협력적 의사소통 등을 바탕으로 건강을 옹호하고 건강지향적 환경을 추구하며 포용성, 종합성, 시민성을 갖추어 삶의 질을 높인다.

(1) 다양한 건강 개념을 토대로 몸과 마음의 상태와 건강 영향요인을 고려하여 건강생활을 실천하고 균형 있게 삶의 질 향상과 행복을 추구하며 건강을 관리할 수 있다.

(2) 건강생활기술을 단련하여 성, 정서, 중독 등 다양한 건강문제에 대해 안전하고 행복한 선택을 할 수 있고, 위험요인과 지지·협력 체계를 평가하여 창의적으로 건강문제를 해결할 수 있다.

(3) 건강 안전을 위협하는 각종 질병과 위험요인을 사전에 파악하고 대비하며 공동체의 대응 체계를 발전시켜, 질병이 있어도 함께 건강하게 살아가며 응급상황에 안전하게 대처할 수 있다.

(4) 건강권의 역사, 건강정보, 건강자원 및 법과 제도를 탐색하고 건강 문해력과 디지털 문해력을 배양하여, 개인과 공동체의 건강증진과 건강지향적 환경을 옹호할 수 있다.

(5) 건강문화와 기후변화, 감염병 등 사회·문화적 환경 변화가 건강에 미치는 영향 및 대응방안을 비교·분석하고 건강문화를 건강지향적으로 개선하려는 태도로 개선방안과 국제연대를 탐색할 수 있다.

Chapter 2. 영역별 세부능력 및 특기사항 작성 예시와 참고도서 안내

5 건강자원과 건강문화

성취기준1

2022	[12보건05-01] 건강권과 건강자원 관련 제도의 발전 과정을 이해하고 비판적으로 탐색한다. [성취기준 해설 및 적용 시 고려 사항] [12보건05-01] , [12보건05-02] 는 건강권의 기본 개념, 역사적 확립 과정과 변천을 이해하고, 건강자원의 접근성과 이용 가능성, 형평성 등이 건강권에 미치는 영향을 분석하여 개인적, 사회적 차원에서 건강권을 보장하는데 필요한 건강자원 활용 및 개선방안을 개인적, 사회 제도적 차원에서 탐색하도록 설정되었다. '옹호활동'이란 세계보건기구가 제시한 건강증진 기본 전략 중 하나로, 건강 이익을 대변하고 정책에 영향을 주는 모든 활동으로써 정치적 공약, 정책 지원, 사회적 수용과 지지 시스템을 확보하는 다양한 활동을 포괄하는 개념이다.
2015	[12보10-05] 보건 의료 서비스와 의료 보장 제도의 특성을 비교하고, 각각의 기능과 역할을 이해하여 주체적 선택과 활용 방안을 모색한다.

세부능력 및 특기사항 기재 예시 - 공통

- 평소 보건 수업에 적극적이며, 통계를 분석하고 실생활에 활용하는 방법에 대한 관심이 많으며, 과제를 해결하기 위해 매체를 활용하여 다양한 정보를 수집하고 효과적으로 전달하는 능력이 우수함. 건강자원이 건강에 미치는 영향을 탐구하기 위해 '상하수도가 건강에 미치는 영향'을 조사함. 현재 우리나라의 상하수도 보급률은 90% 이상이라는 신뢰도가 높은 통계를 바탕으로 상수도를 통해 깨끗한 물을 마시고, 하수도관에서 오수가 처리되고 정화되는 과정을 통해 A형 간염, 세균성 이질 등과 같은 수인성 전염병의 유병률이 낮다는 결과를 발표함. 이와 반대로 상하수도 시설이 부족한 개발도상국의 경우는 각종 수인성 질병이 많이 발생하며, 2억 8천만 명의 어린이 중 매일 5천 명의 어린이가 수인성 질병으로 사망하는 것을 영상과 사진, 도표 등을 활용하여 자료를 제작하고, 다른 학생들이 알기 쉽도록 설명함.
우리가 당연하게 생각하는 상하수도 시설이 건강에 밀접한 영향을 주듯이 건강한 환경을 만들고, 인적, 물적 자원 등 건강에 필요한 자원을 지속해서 보완해야 함을 주장함. 앞으로 사회적으로 신경을 써야 할 건강자원으로 노령화에 따른 인프라를 구축해야 함을 추가 탐구 주제 보고서

○ 세특작성 예시

로 제출함. 노인성 질환으로 인한 건강 문제 악화, 의료비 증가로 인한 경제적 어려움, 돌봄이 필요한 독거노인 등을 위한 의료비 및 경제적 지원, 요양 등급 절차 간소화, 노인 무료급식과 같은 보편적 노인 돌봄 서비스, 24시간 돌봄 서비스 등 구체적이고 현실적인 대안을 제시함. 지역 사회 간호와 공중보건정책에 대한 폭넓은 이해도가 높은 학생으로 건강자원 활용 능력 및 건강 사회 문화 공동체 의식이 뛰어남.

독서활동에 따른 관련학과별 세부능력 및 특기사항 기재 예시

구분	관련학과	세부능력 및 특기사항 예시
의약계열	• 간호학과 • 의예과 • 보건관리학과 • 보건행정과 • 환경보건학과	• 자유권적 건강권과 사회권적 건강권 중 사회권적 성격의 건강권의 종류를 자세히 알아보기 위해 '의료, 인권을 만나다(이화영 외)'라는 책을 읽고 트라우마, 차별, 환경, 빈곤, 노동, 권위적인 의료문화가 건강권에 미치는 영향을 사회적으로 쟁점이 되었던 예시를 넣어 일목요연하게 정리된 보고서를 제출함. 특히 독후 발표에서 에이즈 감염인의 건강권을 위하여 에이즈 감염에 대한 편견을 없애야 함을 강조하며, 에이즈 감염에 대한 잘못된 편견을 O, X 퀴즈를 통해 학급 친구들에게 쉽고 재미있게 전달하는 열의를 보였으며, 그동안 에이즈 감염인에 대한 잘못된 편견을 없애는 계기가 되었다는 친구들의 반응을 불러일으킴.
사회계열	• 행정학·법관련 학과 • 복지관련학과 • 사회학과	

성취기준2

2022	[12보건05-02] 권리의식과 책임감을 가지고 건강증진을 위한 건강자원의 활용 가능성, 제도와 정책 개선 방안 제안 등 건강 지향적 환경을 탐색하고 옹호한다. [성취기준 해설 및 적용 시 고려 사항] [12보건05-01] , [12보건05-02] 는 건강권의 기본 개념, 역사적 확립 과정과 변천을 이해하고, 건강자원의 접근성과 이용 가능성, 형평성 등이 건강권에 미치는 영향을 분석하여 개인적, 사회적 차원에서 건강권을 보장하는데 필요한 건강자원 활용 및 개선방안을 개인적, 사회 제도적 차원에서 탐색하도록 설정되었다. '옹호활동'이란 세계보건기구가 제시한 건강증진 기본 전략 중 하나로, 건강 이익을 대변하고 정책에 영향을 주는 모든 활동으로써 정치적 공약, 정책 지원, 사회적 수용과 지지 시스템을 확보하는 다양한 활동을 포괄하는 개념이다.
2015	[12보10-01] 헌법, 학교보건법, UN 아동권리협약 등 건강과 안전에 대한 법적 권리를 이해하고 국가 및 국제 차원에서의 건강·안전권 보호 제도와 구제 절차를 평가한다.

Chepter 2. 영역별 세부능력 및 특기사항 작성 예시와 참고도서 안내

세부능력 및 특기사항 기재 예시 – 공통

- '건강 취약계층의 건강 불평등 해결 방안 프로젝트'로 쪽방촌 주민의 건강 문제를 선정하고 지역의 쪽방촌을 모둠원과 직접 방문하는 적극적인 자세를 보이며, 모둠장으로서 프로젝트 전반에 걸쳐 주도적으로 참여함. 쪽방촌이 건강에 취약할 수밖에 없는 이유로 부엌, 화장실, 창문, 냉난방 등 주거에 필요한 기본 시설이 없고, 환기할 수 없는 쪽방 배치, 난간이 없는 좁은 계단으로 이어진 방 구조로 인한 낙상 위험, 노인 및 장애가 있는 경우 이동의 어려움 등의 구체적인 문제점을 지적함. 쪽방촌 주민의 건강 문제를 해결하기 위해 목욕 이용권 제공, 정기적인 방문 의료 서비스, 환기 및 냉난방 시설 설치 등 현재 지자체와 정부에서 실시하는 정책과 제도를 소개함. 무엇보다도 건강 취약계층이 건강한 환경에서 지내기 위해 공공임대주택 확대, 공공 쪽방 신설, 취약계층에 지급되는 주거 급여 지원 금액의 현실화 및 대상자 확대 등과 같은 근본적인 대책이 필요함을 주장함.
사회 계층에 따른 건강 격차가 발생하지 않도록 공동체가 관심을 두고 노력해야 하며, 학생들도 함께 참여할 것을 설득함. 이를 위해 학생 자치회의 협조를 받아 쪽방촌 주민의 건강권 향상을 위해 주거환경 개선 촉구 서명을 받아 관계 기관에 전달하는 건강 옹호 활동을 적극적으로 실천하는 모습이 매우 인상적임.

독서활동에 따른 관련학과별 세부능력 및 특기사항 기재 예시

구분	관련학과	세부능력 및 특기사항 예시
의약계열	• 간호학과 • 의예과 • 보건관리학과 • 보건행정과 • 환경보건학과	• 개인이 아무리 노력해도 건강하기 힘든 원인이 무엇인지에 대한 고민을 시작으로 모두가 건강할 방법에 대한 대안을 찾고자 '의료 협동조합을 그리다(백재중)'을 읽음. 단순히 책의 내용을 정리하여 발표하지 않고 학교에서 가장 가까운 의료협동조합을 직접 방문하는 열의를 보임. 우리나라 의료협동조합의 운영 방법, 조합추진 과정, 운영상 애로사항과 장점, 의료협동조합이 지역주민의 건강에 미치는 영향 등을 신문 기사, 책의 내용 및 인터뷰 등을 활용하여 구체적으로 정리함. 우리나라 보건 의료체계의 여러 문제점 중 특히 건강보험의 재정 악화와 민간 의료보험의 문제점을 중심으로 발표함. 이에 대한 대안으로서 의료협동조합의 필요성을 주장함.
사회계열	• 행정학·법관련 학과 • 복지관련학과 • 사회학과	

성취기준3

2022	[12보건05-03] 디지털·인공지능 시대에 따른 보건의료 서비스 및 제도, 건강정보의 변화를 탐색하고 관련된 쟁점을 종합하여 균형 있게 활용하고 개선방안을 제안한다.

2022	[성취기준 해설 및 적용 시 고려 사항] [12보건05-03] 는 국가별 보건의료 제도와 서비스 특성을 이해하고, 건강자원의 기본 개념과 범주를 시대적, 문화적, 사회적 차원에서 비교·분석하도록 설정되었다. 디지털·인공지능 기술의 발달이 건강자원의 개념과 범주에 가져온 변화를 탐색하고 비판적으로 분석하여 활용하고 개선방안과 관련하여 디지털 문해력 역량과 관련 옹호 역량을 기르도록 한다.
2015	[12보10-02] 건강 및 안전 정보 매체의 종류와 특성을 이해하고, 건강 및 안전 자원을 탐색하여 사회권으로서의 건강권을 평가한다. [12보10-03] 인공 임신 중절, 자살, 안락사 등 건강 문제와 관련된 윤리적 쟁점을 평가하고, 계층·지역별 건강 격차를 줄이기 위한 방안을 토론한다.

세부능력 및 특기사항 기재 예시 – 공통

- 디지털·인공지능과 보건의료 서비스 등의 변화에 대해 관련 신문 기사를 찾아 보건의료 산업의 부가가치와 접근성 및 형평성에 근거한 건강권의 측면에서 분석함. 디지털·인공지능 기술로 인해 의료인, 의료기관, 질병의 치료 중심에서 수요자, 지역사회, 질병의 예방 및 관리 중심으로 보건의료 서비스 등이 변화하고 있음을 발표하고 병원의 환자 모바일 앱을 예로 들어 맞춤형 보건의료를 위한 제도 개선과 디지털 환경 조성에 대해 구체적으로 제안함. 한편 디지털·인공지능의 활용에 따른 개인 정보 보호, 기술의 안정성, 지나친 의료화에 대한 우려도 제시하는 등 균형잡힌 관점으로 관련 쟁점을 파악하는 자세가 돋보임. 특히 디지털·인공지능이 가져올 수 있는 보건의료 서비스의 소외 등을 최소화하기 위해 디지털 리터러시의 중요성을 강조하면서 취약 계층에 대한 보건교육, 디지털 기기 및 도우미 지원 등을 제안하는 등 다양한 자료를 재구성하여 핵심 의제를 명확하게 파악하고 대안을 창의적으로 구성함.

독서활동에 따른 관련학과별 세부능력 및 특기사항 기재 예시

구분	관련학과	세부능력 및 특기사항 예시
의약계열	• 의학과 • 건강관리학과 • 간호학과 • 보건행정과 • 의료정보시스템학과 • 의용공학과	• 도서 '당신이 생각조차 못 해 본 30년 후 의학 이야기'를 읽고 디지털·인공지능 기술의 발달이 건강자원 개념과 범주에 미치는 변화를 탐색함. 책에서 소개된 인공지능 의료 분야와 관련하여 현재 우리나라에서 개발된 인공지능 앱의 종류와 기능을 정리함. 이러한 앱들은 사용자에게 건강관리 서비스를 제공하여 건강을 관리하고 질병을 예방하는

구분	관련학과	세부능력 및 특기사항 예시
공학계열	• 응용소프트웨어공학과 • 디지털콘텐츠학과	데 도움을 주지만, 전문적인 의료 상담이나 진단의 대체 수단은 아니며 개인 건강 정보의 빅데이터 수집과 악용 가능성에 대한 우려를 언급함. 정부 차원에서 의료소비자를 보호하기 위한 인공지능 앱에 대한 법적인 기준을 마련하여야 하며, 의료소비자가 알아야 할 수칙도 함께 제시되어야 한다는 의견을 담은 독후감상문을 제출함.

성취기준4

2022	[12보건05-04] 기후변화가 건강에 미치는 영향을 탐색하고, 지속가능한 사회를 위한 개인·국가·세계의 협력과 연대, 옹호 활동의 실천 방안을 탐색한다. [성취기준 해설 및 적용 시 고려 사항] [12보건05-04]는 기후변화와 환경, 질병의 상호 작용을 이해하고, 환경과 기후변화가 초래하는 건강문제와 질병에 대처하기 위한 개인적, 사회적 노력을 탐색하고 분석하여 건강을 유지하고 증진하는데 필요한 활동을 실천하도록 설정되었다. 환경과 기후변화가 건강에 미치는 영향은 개인적, 국지적 차원에 국한해서 해결책을 찾을 수 없는 문제이므로 국가적, 국제적 차원의 다양한 사회 제도적 방안과 협력, 연대, 옹호활동을 탐색하여 참여하고 실천하도록 한다.
2015	[12보10-01] 헌법, 학교보건법, UN 아동권리협약 등 건강과 안전에 대한 법적 권리를 이해하고 국가 및 국제 차원에서의 건강·안전권 보호 제도와 구제 절차를 평가한다. [12보10-04] 조류인플루엔자(avian influenza), 신종인플루엔자, 중동호흡기 증후군 등 공동체 건강 문제가 사회적 쟁점화가 되는 사례와 관련지어 건강 정책 수립 시 집단 간의 관점 조정을 위한 이익 단체, 시민 단체, 언론, 전문가, 일반 시민 등 다양한 집단의 기능과 역할을 제시한다.

세부능력 및 특기사항 기재 예시 – 공통

• '기후변화와 건강'에 관한 인포그래픽 만들기 활동에서 온난화에 따른 기상 현상과 질병 발생의 기전을 설명하고 기후변화로 인한 신체적, 정신적, 사회적 건강 문제를 추론하여 표와 그래프로 간명하게 시각화하여 발표함. 이 과정에서 온난화의 단계별 질병 발생의 추이와 규모에 대한 예상 자료도 함께 제시하여 기후변화의 심각성에 대해 설득력 있게 표현함. '지속 가능한 사회를 위한 기후변화와 건강 영향, 그리고 대안 찾기' 활동에서 대상자를 세대, 직업, 장애 여부 등에

○ 세특작성 예시

따라 구분하고 기후변화에 취약한 대상자를 찾아 일반 공통의 건강 문제와 대상자별 건강 문제를 탐색하면서 기후변화에 따른 건강 불평등 문제를 추론하는 등 문제 해결 과정에서 통찰력 있는 아이디어를 도출함. 미세먼지를 예로 들어 대상자별 개인적, 사회적 실천 방안을 제시하고 기후변화와 관련된 우리나라와 국제 사회의 대응 자료를 찾아 개요를 정리하면서 기후변화 대응에 있어서 연대와 협력의 중요성에 공감하게 되었다고 발표함.

독서활동에 따른 관련학과별 세부능력 및 특기사항 기재 예시

구분	관련학과	세부능력 및 특기사항 예시
자연계열/ 공학계열	• 지구환경과학과 • 식량자원학과 • 미생물학과 • 해양공학과 • 환경생명화학과	극심한 생리통이 환경호르몬과 관련 있다는 기사를 본 후 건강과 환경호르몬에 대해 좀 더 탐색하고자 '환경호르몬 어떻게 해결할까(박태균)'을 읽고 독후 감상문을 제출함. 우리가 흔하게 사용하는 플라스틱 자체가 환경호르몬이며 이로 인해 선천성 기형아, 비만, 비뇨 생식기계 질환의 원인이 되는 사실을 알게 되었다고 작성함. 온라인 주문 대신 오프라인 마트에 직접 방문하여 플라스틱, 스티로폼 박스 등의 사용을 줄이는 방법과 환경호르몬에 대한 정확한 정보를 제공하여 대중의 오해를 바로잡고, 일반인 대상으로 설문조사를 통해 환경호르몬에 대한 소비자의 적극적 행동과 바른 인식을 이끌어내야 함을 주장함.
의약계열	• 환경보건학과 • 보건환경과 • 보건관리학과	

성취기준5

2022	[12보건05-05] 개인과 사회의 건강 인식·선택·행위에 미치는 건강 신념·규범·관행·미디어의 영향을 분석하여 개인과 공동체의 건강관리에 유익한 건강문화 형성과 확산 방안을 제시한다. [성취기준 해설 및 적용 시 고려 사항] [12보건 05-05]는 건강문화와 그 하위 요소로서 건강 신념, 관행, 미디어의 기본 개념을 이해하고, 일상생활의 구체적인 사례를 통해 건강문화와 건강의 상호 작용을 탐색하여 건강행동과 질병행동, 질병예방과 관리, 건강증진 활동에 건강문화를 활용하는 방안을 탐색하여 제시하도록 설정된 것이다. 다른 영역의 성문화, 정신건강 문화, 건강안전 관련 문화와 연계할 수 있다. 건강과 질병에 대한 사회적 압력과 편견이 건강증진과 질병 예방에 미치는 영향을 분석함으로써 건강에 유익한 건강문화 형성과 확산에 필요한 개인적, 사회 제도적 노력을 탐색하여 실천하도록 한다.
2015	[12보11-01] 건강 신념·관행·미디어 등이 건강에 미치는 영향과 관련하여 건강증진 개선 방안에 적용한다.

Chapter 2. 영역별 세부능력 및 특기사항 작성 예시와 참고도서 안내

 세부능력 및 특기사항 기재 예시 – 공통

- 건강에 영향을 주는 여러 요인 중 인터넷 광고, 사회관계망 서비스, 텔레비전 등의 매체는 건강 신념을 형성하고 건강생활 습관을 좋거나 나쁘게 촉진 혹은 강화시키는 역할을 한다고 주장함. 자신의 '마른 체형을 선호하는 현상'에 착안하여 '잘못된 건강신념이 건강에 미치는 영향'을 탐구 주제로 선정함. 미디어의 영향으로 청소년들 사이에 마르고 긴 체형을 선망하여 무리한 다이어트와 불규칙한 식사, 약물 오남용 등으로 건강을 해치고 있다고 탐색한 자료를 발표함. 특히, 미디어의 영향으로 형성된 잘못된 건강 신념으로 비만은 개인의 잘못이며, 도덕적으로 비난받아야 된다고 생각하는 관점이 청소년들의 무분별한 다이어트의 원인이 되고 있다고 발표함. O, X 퀴즈를 통해 올바른 식이조절 방법을 발표하여 친구들의 관심과 흥미를 일으킴. 비만도를 나타내는 지표 중 하나인 표준체중을 활용하여 표준체중[{(키-100)*0.9}±20%의 체중] 유지가 건강한 체형이며 이것이 건강의 기본 척도임을 기억하고 노력하겠다며 다짐하고 친구들에게도 건강한 체형을 유지하기 위해 노력하자고 권유함. 모둠 토의 활동으로 건강행동에 영향을 주는 요인을 분석하고, 개인과 공동체의 건강관리에 유익한 건강 문화 형성 방안을 도출함. 건강신념 모델은 건강행동을 이해하고 촉진하기 위한 전략을 개발하는 데 도움을 주는 것으로 "우리가 학교에서 시행하는 금연 캠페인 활동은 사람들에게 담배의 위험성, 흡연으로 인한 결과의 심각성을 알리는 정보를 제공, 홍보하여 흡연 예방 및 금연 실천과 같은 건강행동을 이끌어 내도록 하는 활동으로 건강신념 모델을 적용한 예"라고 설명하며, 금연 캠페인 외에도 건강에 유익한 문화를 만들어 가는 활동들에 관심을 가지고 적극적으로 동참해야겠다는 의지를 밝힘.

 독서활동에 따른 관련학과별 세부능력 및 특기사항 기재 예시

구분	관련학과	세부능력 및 특기사항 예시
인문사회계열 보건의료계열	• 보건 의료 관련 학과 • 사회 관련 학과 • 인문 관련 학과	• 도서 '광고의 8원칙(오두환)'을 읽고 각자의 진로와 연결 지어 건강증진 방안을 모색하는 활동에서 평소 미디어와 광고에 관심이 많아 '미디어를 통한 건강증진 개선방안을 선택하여 활동하였음. 이를 위해, 공익광고가 실제 흡연에 미친 영향에 대해 조사하였음. 이 과정 중에 TV 공익 광고는 부정적인 메시지로 표현할 때 더 효과적인 것을 알게 됨. 따라서 실제 "폐암 하나 주세요" 광고가 놀라우면서 효과 있는 광고였다고 발표함. 이에 좋은 광고의 조건과 광고의 목적에 맞는 제작법 등에 관련한 여러 책을 읽고 정리한 내용을 보고서로 작성함. 광고가 잘 되면 신규 소비자가 계속 늘어나게 되고, 그들에게 마케팅된 내용을 알려서 브랜드 가치를 지속해서 쌓아갈 수 있다는 내용이 와닿았으며 건강한 습관을 위한 공익광고의 중요성과 더 많은 광고의 필요성을 절실히 깨달았다는 소감을 발표함.

보건과 수업에 참고할 만한 도서 Ⅴ

건강자원과 건강문화

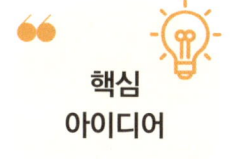

핵심 아이디어

- 건강 수준은 성, 가정환경, 경제 수준 등에 따라 차이가 있으므로 건강에 대한 권리의식과 책임의식, 균형 있는 가치관에 기반한 건강 옹호와 사회적 환경 개선이 필요하다.
- 디지털 기술과 미디어, 인공지능 시대의 보건의료 환경 및 의료서비스의 급격한 변화는 사람들의 건강 정보와 건강자원의 선택 및 활용에 영향을 미친다.
- 인류의 건강을 위협하는 부적절한 관행 및 기후·생태환경의 변화는 지속 가능한 사회를 위한 건강문화와 환경조성에 공동체의 책임감과 연대를 필요로 한다.

도서명	건강질병의료의 문화분석/마샤 O. 루스토노, J.소보/한울아카데미/2009
관련 내용요소	• [12보건05-01] 건강권의 역사와 의료보장, 건강문화, 건강자원과 건강정책 및 제도·건강지향적 환경
단원과의 연결	• 문화, 사회구조가 건강에 미치는 영향을 자세한 예시를 통해 설명하였습니다. 그 외에도 의학의 역사와 과학의 발달과 함께 생의학적 모델로 발전하는 의료화되는 과정이 기술되어 있어, 의료화된 현대사회의 문제점을 생각해 볼 수 있는 시간입니다.
기타	• 전문적인 내용이 많아서 고등학생 수준에서 어려울 수 있기 때문에 각 챕터별로 기술된 목표를 읽어보고 필요한 부분을 발췌하여 수업에 활용하는 방법을 추천합니다.

도서명	건강할 권리/김창엽/후마니타스/2013
관련 내용요소	• [12보건05-01] 건강권의 역사와 의료보장, 건강권 보장을 위한 사회·제도적 노력과 건강지향적 환경 개선을 탐색하고 제안하기
단원과의 연결	• 건강권의 의미를 전반적으로 이해할 수 있는 내용입니다. 개인의 노력만으로 건강할 수 없는 사회적 요인, 건강 불평등 요인 등에 대해 알 수 있으며, 의료제도가 건강에 미치는 영향을 담았습니다.
기타	• 건강권을 이해하기 위한 필독서입니다.

도서명	성채/A.J. 크로닌 / 민음사 / 2009
관련 내용요소	• [12보건05-01] 건강권의 역사와 의료보장, 건강정보와 보건의료서비스 체계, 건강자원과 건강정책 및 제도·건강지향적 환경
단원과의 연결	• 문학책이지만 의사 출신의 작가의 경험이 작품에 녹아 있어 20세기 영국의 문화와 의료제도에 대해 알 수 있는 책입니다. 감염병(장티푸스) 예방을 위해 주인공이 하수구를 폭파하여, 주민들의 건강을 지키는 내용처럼 건강은 단지 개인의 노력만으로 도달할 수 있는 것이 아니라 사회적으로 건강자원과 제도를 마련해야 함을 소설을 읽으면서 자연스럽게 알게 되고 건강에 필요한 자원과 제도에 생각해 볼 수 있는 책입니다.
기타	• 앤드루 맨슨이라는 초보 왕진 의사의 이상과 현실의 차이로 인한 고뇌에 대해 학생들이 각각 주제를 선정하여 토론해 볼 수 있는 책입니다. 5단원뿐만 아니라 온 책 읽기로 보건수업 전체에 활용해도 좋을 책입니다.

도서명	의료협동조합을 그리다/백재중/건강미디어협동조합/2017
관련 내용요소	• [12보건05-02] 건강자원과 건강정책 및 제도·건강 지향적 환경
단원과의 연결	• 우리나라의 의료 협동조합의 운영방법, 조합추진까지의 과정, 운영상 어려운 점과 좋은 점, 의료협동조합이 지역주민의 건강에 미치는 영향을 알아볼 수 있는 책입니다. 의료화된 우리나라에서 조합원이 참여하는 의료협동조합을 여러 가지 대안 중 하나로서 생각해 볼 수 있도록 하는 책입니다.

도서명	아프면 보이는 것들/제소희외/후마니타스/2021
관련 내용요소	• [12보건05-02] 건강자원과 건강정책 및 제도·건강 지향적 환경
단원과의 연결	• 유모차를 밀거나 휠체어를 타는 순간 세상의 모든 길이 위험하고 갈 수 없는 길도 많은 것처럼 아프기 전에는 외면했던 우리 사회의 복지 및 의료제도와 정책에 대해 고민을 해볼 수 있는 책입니다.
기타	• 다양한 사람들의 이야기를 통해 우리 사회에 필요한 건강자원은 무엇인지 토론해 보는 시간을 가져보는 것도 좋습니다.

도서명	왕진 가방 속의 페미니즘/추혜인/심플라이프/2020
관련 내용요소	• [12보건05-02] 건강자원과 건강정책 및 제도·건강 지향적 환경
단원과의 연결	• 서울 은평구에서 의료협동조합의 동네 주치의를 하면서 환자들을 만나러 왕진을 가는 의사 이야기입니다. 지역사회의 돌봄과 치료가 필요한 환자들의 이야기를 읽으면서 건강자원 필요성과 의료정책의 방향성을 고민해 볼 수 있는 책입니다.
기타	• 주로 저자가 왕진하면서 겪은 에피소드 위주의 내용이라서 바쁜 고등학생들도 잠시 머리를 식히면서 편하게 읽을 수 있는 책입니다.

○ 세특작성 예시

도서명	건강격차/마이클마멋/동녘/2017
관련 내용요소	• [12보건05-02] 건강자원과 건강정책 및 제도·건강 지향적 환경
단원과의 연결	• 건강 격차가 발생하는 사회적 요인을 경제, 교육, 나이, 노동 등 다양한 관점에서 접근하고 있습니다. 건강 형평성을 위해 국가와 사회 공동체가 함께 해결할 수 있는 방안을 제시하고 있습니다.
기타	• 의학 서적이라기보다는 사회과학 책 종류이며 완독을 권유합니다.

도서명	인공지능시대의 보건의료와 표준/안선주/청년의사/2019
관련 내용요소	• [12보건05-03] 디지털·인공지능 건강정보와 보건의료서비스를 포함한 건강자원의 변화와 활용 방안을 제안하기
단원과의 연결	• 소비자 중심의 건강관리에는 개인 건강관리 시스템이 있어야 하며 그 핵심이 인공지능, 빅데이터, 클라우드 기술입니다. 스마트 헬스, 디지털 헬스, 유헬스케어, 의료 인공지능 제품, 데이터 품질관리, 국제표준화 기구 등 다양한 전문적인 용어들이 나옵니다.
기타	• 고등학생에게는 다소 어렵게 느껴질 수 있는 책입니다. 보건 의료 정보, 통계학과와 의료공학의 접목에 대해 관심 있는 학생들이 미래의 보건 의료의 방향에 대한 감각을 익히는데 읽어보기를 추천합니다.

도서명	의학의 미래/토마스슐츠/웅진지식하우수/2020
관련 내용요소	• [12보건05-03] 디지털·인공지능 시대 건강자원, 디지털·인공지능 건강정보와 보건 의료서비스를 포함한 건강자원의 변화와 활용 방안을 제안하기
단원과의 연결	• 소프트웨어 세포, 유전자 검사, AI, 3D 기술을 접목한 인공장기, 새로운 치료 기법 등 다양한 미래의 의료기술을 소개하고 그에 따른 윤리적 문제와 그 의료기술이 미치는 영향에 대해 생각해 볼 수 있게 하는 책입니다. 의료분야 책이라 학생들이 전권을 다 읽기에는 어려움이 있을 수 있어 각 챕터별로 선택하여 읽고 그 분야에 대한 최신 뉴스와 자료를 알아보도록 하는 것도 좋을 것 같습니다. 챗지피티(ChatGPT)나 구글 바드(Bard) 등을 활용해 새로운 의료기술(디지털 의료기술)의 문제점을 알아보고 그 대안을 학생이 제시해 보도록 하는 것도 추천합니다.

도서명	당신이 생각조차 못해 본 30년 후 의학이야기/윤경식외/청아출판사/2020
관련 내용요소	• [12보건05-03] 디지털·인공지능 시대 건강자원, 디지털·인공지능 건강정보와 보건 의료서비스를 포함한 건강자원의 변화와 활용 방안을 제안하기
단원과의 연결	• 책 제목 그대로 30년 후 미래의 의학 이야기로 30년 후 인간의 질병과 다양한 의료 분야에 대한 두 가지 파트로 구분되어 있습니다. 컬러 삽화와 친절한 설명, 딱딱하지 않은 내용으로 구성되어 있어 청소년들도 부담 없이 쉽게 읽을 수 있는 책입니다.

도서명	모기가 우리한테 해 준 게 뭔데?/프라우케 피셔, 힐케 오버한스베르크 저/북트리거/ 2022
관련 내용요소	• [12보건05-04] 기후변화와 사회적 건강문제 및 국제 연대, 건강문화와 기후변화가 개인과 공동체의 건강과 윤리에 미치는 영향을 지속가능한 발전을 위한 협력과 연대, 옹호하기, 공동체 건강문제에 대한 심미적 감수성
단원과의 연결	• 생물 다양성의 중요성을 강조하는 내용으로 대부분의 환경보호 관련 책처럼 인간이 자연을 망치고 있는 것과 환경파괴가 인간의 건강에 미치는 영향을 설명하고 있습니다. 이 책이 다른 책과 구분되는 점이라면 우리가 환경을 보호해야 되는 여러 가지 이유 중 하나로 생물 다양성과 연관 짓고 있습니다. 생물 다양성이 인류의 건강에 어떤 영향이 있는지 알아볼 수 있는 책입니다.
기타	• 생물 다양성이 건강에 미치는 영향을 알아보고, 생물 다양성을 주제로 선정하고 건강 옹호 활동을 실천해 보는 활동을 추천합니다.

도서명	착한 소비는 없다/최원형/자연과생태/2020
관련 내용요소	• [12보건05-04] 기후변화와 사회적 건강문제 및 국제 연대, 건강문화와 기후변화가 개인과 공동체의 건강과 윤리에 미치는 영향을 지속가능한 발전을 위한 협력과 연대, 옹호하기, 공동체 건강문제에 대한 심미적 감수성
단원과의 연결	• 상품 소비, 에너지 소비, 마음 소비, 자연 소비로 나누어 나의 소비가 환경에 어떤 영향을 주는지 설명하는 책입니다. 이해를 돕기 위한 통계적 자료와 실생활에서 쉽게 접할 수 있는 분리수거의 어려움, 미세먼지, 음식물 쓰레기, 투명한 창에 부딪치는 새, 물에 대한 다섯 가지 이야기 등 하나뿐인 지구의 지속 가능한 성장을 위해 우리가 어떻게 해야 할지 쉽게 설명되어 있습니다.
기타	• 환경과 관련된 주제탐구 보고서 작성 시 주제 선정에 어려움이 있는 학생들에게 추천합니다.

도서명	1일1쓰레기1제로/캐서린 켈로그/현대지성/2022
관련 내용요소	• [12보건05-04] 기후변화와 사회적 건강문제 및 국제 연대
단원과의 연결	• 위의 책 〈착한 소비는 없다〉의 내용이 소비라는 이름으로 만들어내는 쓰레기에 대한 내용이라면 이 책은 제로 웨이스트를 위한 방법이 주방, 욕실, 청소, 쇼핑, 외출, 여행 등 우리의 일상생활과 관련하여서 A부터 Z까지 자세하게 설명되어 있는 책입니다.
기타	• 〈착한 소비는 없다〉등과 같은 환경 관련 이론 책을 읽은 후 실천방법으로 이 책에 있는 제로 웨이스트 101 챌린지 체크리스트를 수행평가용으로 활용해 볼 수 있습니다. 다만 보건교육이기 때문에 제로 웨이스트가 건강과 어떤 관련성이 있는지 학생들이 생각해 볼 수 있도록 합니다.

○ 세특작성 예시

도서명	건강행동과 건강교육/Karen Glanz외 2인/군자출판사/2009
관련 내용요소	• [12보건05-05] 개인과 사회의 건강 인식·선택·행위에 미치는 건강 신념·규범·관행·미디어의 영향
단원과의 연결	• 건강과 관련된 학문 분야뿐 아니라, 인간과 관련된 학문 분야의 교재로도 유용하며 건강행동과 보건교육(건강교육)의 각종 이론을 설명한 다음, 그것을 실천하는 방법에 대해서 모색하는 것으로 건강 인식, 건강신념 등을 가지는데 유용한 도서입니다.
기타	• 전문적인 내용이 많아서 고등학생 수준에서 어려울 수 있기 때문에 건강 이론에 관심 있는 학생들이 심화 학습 수업에 활용하는 방법을 추천합니다.

도서명	건강행동이론의 입문 – 생활습관병을 중심으로/마츠모토 치아키/야스미디어/2007
관련 내용요소	• [12보건05-05] 개인과 사회의 건강 인식·선택·행위에 미치는 건강 신념·규범·관행·미디어의 영향
단원과의 연결	• 의료와 보건 및 자연치유 현장에 종사하는 분들을 위한 건강행동 이론서로 건강행동 이론을 이해하기 쉽게 설명해 놓음과 동시에 실례를 소개해 현장에서 응용할 수 있는 방법도 제시했습니다. 질환으로서는 2형 당뇨병, 비만, 고혈압, 고지혈증과 같은 생활습관병을 다루었는데, 그 밖의 질병예방과 치료에서도 응용이 가능하여 건강관리에 유익한 도서로 추천합니다.
기타	• 건강행동 이론서이지만 쉽게 설명되어 있어 생활습관병을 이해하고 건강관리에 유익한 도서로 추천합니다.

도서명	미디어와 건강– 미디어에 비친 건강과 질병을 진단하다/클라이브 실/한울/2009
관련 내용요소	• [12보건05-05] 개인과 사회의 건강 인식·선택·행위에 미치는 건강 신념·규범·관행·미디어의 영향을 분석하여 개인과 공동체의 건강관리에 유익한 건강문화 형성과 확산 방안
단원과의 연결	• 몸, 건강, 질병은 현시대의 중요한 관심사인데 각종 미디어는 끊임없이 건강에 대한 대중의 열망을 반영하고, 건강해질 수 있는 여러 길을 제시하는 역할을 합니다. 이 책은 건강과 질병의 의미를 새롭게 이해하고 재조명하게 해주고 건강과 질병에 관한 기존의 사회과학적 연구들을 광범위하고 종합적으로 검토하고 있으며 오늘날 사회문화적으로 핵심적 기능을 하고 있는 미디어의 이론들과도 연계시키며 다양한 쟁점을 제시하고 있습니다.
기타	• 의료뿐만 아니라 사회과학 연구에 관심 있는 학생들에게도 추천합니다.

도서명	생활습관과 건강/김소연,백경기/지구문화/2022
관련 내용요소	• [12보건05-05] 개인과 사회의 건강 인식·선택·행위에 미치는 건강 신념·규범·관행·미디어의 영향을 분석하여 개인과 공동체의 건강관리에 유익한 건강문화 형성과 확산 방안을 제시
단원과의 연결	• 음식, 운동, 수면, 스트레스 등과 같이 만성 질환을 일으키는 요인들을 개선함으로써 질병을 예방하고 치료하는 것을 생활의학이라고 하며 21세기 들어 새롭게 등장한 "생활습관이 유전자의 운명을 결정한다"라는 가설을 사실로 확인시켜 주는 후성유전학 Epigenetics이 생활의학의 학문적 토대가 됩니다. 후성유전학은 음식의 종류에 따라 유전자가 활성화될 수도 있고, 비활성화될 수도 있다는 점을 과학적으로 증명하여 올바른 생활습관으로 건강하게 살 수 있다는 것을 안내하는 도서입니다.
기타	• 대체의학이 의학의 일부분을 채워 주듯이 생활습관이 건강을 만드는 중요한 역할을 한다는 것을 상기시키고 생활습관의 중요성을 일깨우는 데 도움 되는 도서로 추천합니다.

도서명	문화, 건강과 질병/세실 G. 헬만/전파과학사/2007
관련 내용요소	• [12보건05-05] 개인과 사회의 건강 인식·선택·행위에 미치는 건강 신념·규범·관행·미디어의 영향을 분석하여 개인과 공동체의 건강관리에 유익한 건강문화 형성과 확산 방안을 제시
단원과의 연결	• 의료관리에서 빈곤과 불평등의 문제, 유전학, 생명공학, 인터넷과 의료, 만성질환, 약물저항성 감염질환, 신체 이미지와 영양의 문제, 이주자들의 건강관리, 의료기술, 세계적 유행병인 AIDS와 말라리아, 약물 및 알코올 의존성, 그리고 환자들이 표현하는 '고통의 언어'와 관련된 주제 및 점차로 변화해가는 환자-의사 관계 등을 새롭게 조명하고 있습니다.
기타	• 건강문화 형성과 확산을 위해 읽어보면 좋을 도서로 추천합니다.

보건과 세특 가이드 북

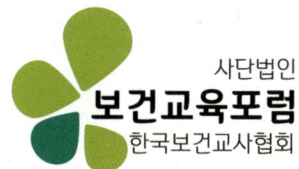

Chapter 3

03 부록 - 참고자료

01 학교 교육과정 지원
02 연간 학습계획안 예시
03 평가계획서 예시
04 보건수업 사례

Chepter 3. 참고자료

1 학교 교육과정 지원

이 장에서는 학교 교육과정의 충실한 설계와 운영을 위해 국가와 시·도 교육청 수준에서 이루어져야 하는 행·재정적 지원 사항들을 유형별로 제시한다.

- '교육과정의 질 관리'에서는 학교 교육과정의 질 관리와 개선을 위한 지원 사항을 제시한다.
- '학습자 맞춤교육 강화'에서는 다양한 특성을 가진 학습자들의 학습을 지원하는 데 필요한 사항을 제시한다.
- '학교의 교육 환경 조성'에서는 변화하는 교육 환경에 대응하여 학생들의 역량과 소양을 함양하는 데 필요한 지원 사항을 제시한다.

1 교육과정 질 관리

가. 국가 수준의 지원

1) 이 교육과정의 질 관리를 위하여 주기적으로 학업 성취도 평가, 교육과정 편성·운영에 관한 평가, 학교와 교육 기관 평가를 실시하고 그 결과를 교육과정 개선에 활용한다.

   가) 교과별, 학년(군)별 학업 성취도 평가를 실시하고, 평가 결과는 학생의 학습 지원, 학력의 질 관리, 교육과정의 적절성 확보 및 개선 등에 활용한다.

   나) 학교의 교육과정 편성·운영과 교육청의 교육과정 지원 상황을 파악하기 위하여 학교와 교육청에 대한 평가를 주기적으로 실시한다.

   다) 교육과정에 대하여 조사, 분석 및 점검을 실시하고 그 결과를 교육과정 개선에 반영한다.

2) 교육과정 편성·운영과 지원 체제의 적절성 및 실효성을 평가하기 위한 연구를 수행한다.

나. 교육청 수준의 지원

1) 지역의 특수성, 교육의 실태, 학생·교원·주민의 요구와 필요 등을 반영하여 교육청 단위의 교육 중점을 설정하고, 학교 교육과정 개발을 위한 시·도 교육청 수준 교육과정 편성·운영 지침을 마련하여 안내한다.

2) 시·도의 특성과 교육적 요구를 구현하기 위하여 시·도 교육청 교육과정 위원회를 조직하여 운영한다.

　가) 이 위원회는 교육과정 편성·운영에 관한 조사 연구와 자문 기능을 담당한다.

　나) 이 위원회에는 교원, 교육 행정가, 교육학 전문가, 교과 교육 전문가, 학부모, 지역 사회 인사, 산업체 전문가 등이 참여할 수 있다.

3) 학교 교육과정의 질 관리를 위해 각급 학교의 교육과정 편성·운영 실태를 정기적으로 파악하고, 교육과정 운영 지원 실태를 점검하여 효과적인 교육과정 운영과 개선에 필요한 지원을 한다.

　가) 학교 교육과정 편성·운영 체제의 적절성 및 실효성을 높이기 위하여 학업 성취도 평가, 학교 교육과정 평가 등을 실시하고 그 결과를 교육과정 개선에 활용한다.

　나) 교육청 수준의 학교 교육과정 지원에 대한 자체 평가와 교육과정 운영 지원 실태에 대한 점검을 실시하고 개선 방안을 마련한다.

2 학습자 맞춤교육 강화

가. 국가 수준의 지원

1) 학교에서 학생의 성장과 성공적인 학습을 지원하는 평가가 원활히 이루어질 수 있도록 다양한 방안을 개발하여 학교에 제공한다.

　가) 학교가 교과 교육과정의 목표에 부합되는 평가를 실시할 수 있도록 교과별로 성취기준에 따른 평가기준을 개발·보급한다.

　나) 교과목별 평가 활동에 활용할 수 있는 다양한 평가 방법, 절차, 도구 등을 개발하여 학교에 제공한다.

2) 특성화 고등학교와 산업수요 맞춤형 고등학교가 기준 학과별 국가직무능력표준이나 직무분석 결과에 기초하여 학교의 특성 및 학과별 인력 양성 유형을 고려하여 교육과정을 편성·운영할 수 있도록 지원한다.

3) 학습 부진 학생, 느린 학습자, 다문화 가정 학생 등 다양한 특성을 가진 학생을 위해 필요한 지원 방안을 마련한다.

4) 특수교육 대상 학생에 대한 정당한 편의 제공을 위해 필요한 교수·학습 자료, 교육평가 방법 및 도구 등의 제반 사항을 지원한다.

나. 교육청 수준의 지원

1) 지역 및 학교, 학생의 다양한 특성을 반영하여 학교 교육과정이 운영될 수 있도록 지원한다.

가) 학교가 이 교육과정에 제시되어 있는 과목 외에 새로운 교과목을 개설·운영할 수 있도록 관련 지침을 마련한다.

나) 통합운영학교 관련 규정 및 지침을 정비하고, 통합운영학교에 맞는 교육과정 운영이 이루어질 수 있도록 지원한다.

다) 학교 밖 교육이 지역 및 학교의 여건, 학생의 희망을 고려하여 운영될 수 있도록 우수한 학교 밖 교육 자원을 발굴·공유하고, 질 관리에 힘쓴다.

라) 개별 학교의 희망과 여건을 반영하여 필요한 경우 공동으로 교육과정을 운영할 수 있도록 지원힌다.

마) 지역사회와 학교의 여건에 따라 초등학교 저학년 학생을 학교에서 돌볼 수 있는 기능을 강화하고, 이에 대해 행·재정적 지원을 한다.

바) 학교가 학생과 학부모의 요구에 따라 방과 후 또는 방학 중 활동을 운영할 수 있도록 행·재정적 지원을 한다.

2) 학생의 진로 및 발달적 특성을 고려하여 자신의 진로를 스스로 설계해 갈 수 있도록 다양한 방안을 마련하여 지원한다.

가) 학교급과 학생의 발달적 특성에 맞는 진로 활동 및 학교급 간 연계 교육을 강화하는 데 필요한 지원을 한다.

나) 학교급 전환 시기 진로연계교육을 위한 자료를 개발·보급하고, 각 학교급 교육과정에 대한 교사의 이해 증진 및 학교급 간 협력 관계 구축을 위한 지원을 확대한다.

다) 중학교 자유학기 운영을 지원하기 위해 각종 자료의 개발·보급, 교원의 연수, 지역사회와의 연계가 포함된 자유학기 지원 계획을 수립하여 추진한다.

라) 고등학교 교육과정이 학점을 기반으로 내실 있게 운영될 수 있도록 각종 자료의 개발·보급, 교원의 연수, 학교 컨설팅, 최소 성취수준 보장, 지역사회와의 연계 등 지원 계획을 수립하여 추진한다.

마) 인문학적 소양 및 통합적 읽기 능력 함양을 위해 독서 활동을 활성화하도록 다양한 지원을 한다.

3) 학습자의 다양성을 존중하고 학습 소외 및 교육 격차를 방지할 수 있도록 맞춤형 교육을 지원한다.

가) 지역 간, 학교 간 교육 격차를 완화할 수 있도록 농산어촌학교, 소규모학교에 대한 지원 체제를 마련한다.

나) 모든 학생이 학습에서 소외되지 않도록 교육공동체가 함께 협력하여 학생 개개인의 필요와 요구에 맞는 맞춤형 교육 활동을 계획하고 실행할 수 있도록 지원한다.

다) 전·입학, 귀국 등에 따라 공통 교육과정의 교과와 고등학교 공통 과목을 이수하지 못한 학생들이 해당 과목을 이수할 수 있도록 다양한 기회를 마련해 주고, 학생들이 공공성을 갖춘 지역사회 기관을 통해 이수한 과정을 인정해 주는 방안을 마련한다.

라) 귀국자 및 다문화 가정 학생을 포함하는 다양한 배경의 학생들이 그들의 교육 경험의 특성과 배경에 의해 이 교육과정을 이수하는 데 어려움이 없도록 지원한다.

마) 특정 분야에서 탁월한 재능을 보이는 학생, 학습 부진 학생, 특수교육 대상 학생들을 위한 교육 기회를 마련하고 지원한다.

바) 통합교육 실행 및 개선을 위해 교사 간 협력 지원, 초·중학교 교육과정과 특수교육 교육과정을 연계할 수 있는 자료 개발 및 보급, 관련 연수나 컨설팅 등을 제공한다.

3. 학교의 교육 환경 조성

가. 국가 수준의 지원

1) 교육과정 자율화·분권화를 바탕으로 교육 주체들이 각각의 역할과 책임을 충실하게 수행할 수 있는 협조 체제를 구축하고 지원한다.

2) 시·도 교육청의 교육과정 지원 활동과 단위 학교의 교육과정 편성·운영 활동이 상호 유기적으로 이루어질 수 있도록 행·재정적 지원을 한다.

3) 이 교육과정이 교육 현장에 정착될 수 있도록 교육청 수준의 교원 연수와 전국 단위의 교과 연구회 활동을 적극적으로 지원한다.

4) 디지털 교육 환경 변화에 부합하는 미래형 교수·학습 방법과 평가체제 구축을 위해 교원의 에듀테크 활용 역량 함양을 지원한다.

5) 학교 교육과정이 원활히 운영될 수 있도록 학교 시설 및 교원 수급 계획을 마련하여 제시한다.

나. 교육청 수준의 지원

1) 학교가 이 교육과정에 근거하여 학교 교육과정을 편성·운영할 수 있도록 다음의 사항을 지원한다.

가) 학교 교육과정 편성·운영을 위해서 교육 시설, 설비, 자료 등을 정비하고 확충하는 데 필요한 행·재정적 지원을 한다.

나) 복식 학급 운영 등 소규모 학교의 정상적인 교육과정 운영을 지원하기 위해 교원의 배치, 학생의 교육받을 기회 확충 등에 필요한 행·재정적 지원을 한다.

다) 수준별 수업을 효율적으로 운영하도록 지원하며, 기초학력 향상과 학습 결손 보충이 가능하도록 보충 수업을 운영하는 데 필요한 행·재정적 지원을 한다.

라) 학교 교육활동 전반에 걸쳐 종합적인 안전교육 계획을 수립하고 사고 예방을 위한 행·재정적 지원을 한다.

마) 고등학교에서 학생의 과목 선택권을 보장할 수 있도록 교원 수급, 시설 확보, 유연한 학습 공간 조성, 프로그램 개발 등 필요한 행·재정적 지원을 한다.

바) 특성화 고등학교와 산업수요 맞춤형 고등학교가 산업체와 협력하여 특성화된 교육과정과 실습 과목을 편성·운영하는 경우, 학생의 현장 실습과 전문교과 실습이 안전하고 내실 있게 운영될 수 있도록 행·재정적 지원을 한다.

2) 학교가 새 학년도 시작에 앞서 교육과정 편성·운영에 관한 계획을 수립할 수 있도록 교육과정 편성·운영 자료를 개발·보급하고, 교원의 전보를 적기에 시행한다.

3) 교과와 창의적 체험활동 등에 필요한 교과용 도서의 개발, 인정, 보급을 위해 노력한다.

4) 학교가 지역사회의 관계 기관과 적극적으로 연계·협력해서 교과, 창의적 체험활동, 학교스포츠클럽활동, 자유학기 등을 내실 있게 운영할 수 있도록 지원하며, 관내 학교가 활용할 수 있는 우수한 지역 자원을 발굴하여 안내한다.

5) 학교 교육과정의 효과적 운영을 위하여 학생의 배정, 교원의 수급 및 순회, 학교 간 시설과 설비의 공동 활용, 자료의 공동 개발과 활용에 관하여 학교 간 및 시·도 교육(지원)청 간의 협조 체제를 구축한다.

6) 단위 학교의 교육과정 편성·운영 및 교수·학습, 평가를 지원할 수 있도록 교원 연수, 교육과정 컨설팅, 연구학교 운영 및 연구회 활동 지원 등에 대한 계획을 수립하여 시행한다.

가) 교원의 학교 교육과정 편성·운영 능력과 교과 및 창의적 체험활동에 대한 교수·학습, 평가 역량을 제고하기 위하여 교원에 대한 연수 계획을 수립하여 시행한다.

나) 학교 교육과정의 효율적인 편성·운영을 지원하기 위해 교육과정 컨설팅 지원단 등 지원 기구를 운영하며 교육과정 편성·운영을 위한 각종 자료를 개발하여 보급한다.

다) 학교 교육과정 편성·운영의 개선과 수업 개선을 위해 연구학교를 운영하고 연구 교사제 및 교과별 연구회 활동 등을 적극적으로 지원한다.

7) 온오프라인 연계를 통한 효과적인 교수·학습과 평가가 이루어질 수 있도록 하며, 지능정보기술을 활용한 맞춤형 수업과 평가가 가능하도록 지원한다.

가) 원격수업을 효과적으로 지원하기 위해 학교의 원격수업 기반 구축, 교원의 원격수업 역량 강화 등에 필요한 행·재정적 지원을 한다.

나) 수업 설계·운영과 평가에서 다양한 디지털 플랫폼과 기술 및 도구를 효율적으로 활용할 수 있도록 시설·설비와 기자재 확충을 지원한다.

2. 연간 학습계획안 예시[8]

♪ 고등학교 보건(YBM)교과서 기반 연간 교수·학습 계획안

※ 교과서 쪽수와 차시는 각 학교의 실정에 맞게 변형하여 사용할 수 있습니다.

대단원명	중단원명	소단원명	교과서 쪽수	차시 17	차시 34	차시 68
Ⅰ. 건강의 이해와 질병 예방	Ⅰ-1. 건강 증진	1. 건강의 이해와 건강 증진	10~13	1	1	2
		2. 건강 지표의 평가, 건강 관리 계획	14~18			2
	Ⅰ-2. 생활 주기	1. 생애 주기별 건강 요구	20~24	1	1	2
	Ⅰ-3. 질병 예방	1. 만성 질환의 체계적 예방과 관리	26~29	2	1	2
		2. 신체 기관별 건강 문제와 건강 관리	30~34		2	2
		3. 감염병의 체계적 예방과 관리	35~39		2	2
Ⅱ. 생활 속의 건강한 선택	Ⅱ-1. 약물· 담배·술	1. 약물 오·남용의 문제점	44~47	2	1	2
		2. 흡연과 음주의 문제점	48~52		2	2
	Ⅱ-2. 성과 건강	1. 건강한 성	54~57	3	1	2
		2. 사랑과 성적 자기 결정권	58~61		1	2
		3. 성희롱·성폭력·성매매 예방	62~67		2	2
		4. 성 문화와 성 의식	68~71		1	2
		5. 성 매개 감염병	72~75		1	2
		6. 건강한 임신과 출산	76~80		1	2
	Ⅱ-3. 정서와 정신 건강	1. 자아 존중감과 건강한 인간관계	82~86	2	2	2
		2. 감정의 이해와 대처	87~90			2
		3. 자살과 위기관리	91~94		2	2
		4. 정신 건강 문제에 대한 편견이 건강에 미치는 영향	95~98		2	2
	Ⅱ-4. 건강 생활 기술	1. 의사소통과 건강	100~104	1	1	2
		2. 공동체 건강 의사 결정과 적용	105~109		1	2
		3. 건강 증진을 위한 옹호와 참여	110~113			2
Ⅲ. 안전과 응급 처치	Ⅲ-1. 생활 안전	1. 건강 및 안전을 위협하는 요인	118~121	1	2	2
		2. 차별·학대·폭력이 건강에 미치는 영향	122~127			2
		3. 근로 조건, 작업 환경 등과 직업병의 관계	128~130			1
	Ⅲ-2. 응급 처치	1. 생활 속의 응급 처치	132~135	2	1	2
		2. 4분의 기적 심폐소생술	136~139		2	2
		3. 응급 의료 체계와 안전사고 예방	140~145		1	2
Ⅳ. 건강 자원과 사회 문화	Ⅳ-1. 건강권과 건강 자원	1. 건강 및 안전에 대한 법적 권리 및 제도	150~154	1	3	2
		2. 건강 및 안전 정보와 자원	155~159			2
		3. 건강 윤리와 건강 격차	160~163			2
		4. 건강의 사회적 쟁점과 건강 정책 참여	164~167			2
		5. 보건 의료 서비스와 의료 보장 제도	168~172			2
	Ⅳ-2. 건강 문화	1. 건강 신념·관행·미디어와 건강	174~178	1	2	2
		2. 생명과 죽음에 대한 문화	179~183			2
		3. 문화의 다양성과 건강 정책	184~187			1

출처 : 선부고등학교 최윤호 선생님

---

[8] 우옥영 외5인, 보건교육포럼 고교학점제 보건과 교육 가이드북, 2023, (사)보건교육포럼, P.24~28.

Chepter 3. 참고자료

📕 학교별 형식에 따른 계획안

2021학년도 1학기 교과 학습 지도 계획

교 과 명				보건		지도대상	2학년 2반, 3반, 5반		
주당시수				2		지도교사	김예령		
월	주	기간 (일자)	실시 시수	지도내용/단원명	성취기준	교육과정 재구성 및 학생참여 형수업	안전 교육	성교육	행사/ 공휴일
3	1	1~5	1	Ⅰ. 건강의 이해와 질병 예방 1-1. 건강의 이해와 건강 증진	[12보01-01] 건강에 대한 다양한 관점을 비교하여 건강에 대한 총체적 개념을 이해하고, 다양한 건강 영향 요인과 관련지어 가족·지역 사회 등 공동체의 건강 증진 방안을 제시한다.	발표 수업			삼일절 (1)
	2	8~12	2	Ⅰ-2-1. 생애 주기별 건강 요구	[12보02-01] 생애주기별 건강 요구 및 지지 요인과 장애 요인을 탐색하여 개인, 가족, 사회 수준의 생애 주기별 건강 증진 전략을 제시한다.				
	3	15~19	2	Ⅰ-3-2. 신체 기관별 건강 문제와 건강 관리	[12보03-02] 신체 기관별 주요 질병의 발생 기전을 이해하고, 질병 예방·관리를 위한 신체 기관별 건강 관리 방법을 제시한다.	매체활용 수업			
	4	22~26	2	Ⅰ-3-2. 신체 기관별 건강 문제와 건강 관리 Ⅰ-3-3. 감염병의 체계적 예방과 관리	[12보03-02] 신체 기관별 주요 질병의 발생 기전을 이해하고, 질병 예방·관리를 위한 신체 기관별 건강 관리 방법을 제시한다. [12보03-03] 감염병 발생 기전 및 증상을 탐색하고, 감염병의 예방과 관리를 위한 병문안 예절 등 개인적, 사회적 대처 방안을 제안한다.	매체활용 수업			고3전국 연합 평가 (25)
4	5	29~2	2	Ⅰ-3-3. 감염병의 체계적 예방과 관리 Ⅰ-3-1. 만성 질환의 체계적 예방과 관리	[12보03-03] 감염병 발생 기전 및 증상을 탐색하고, 감염병의 예방과 관리를 위한 병문안 예절 등 개인적, 사회적 대처 방안을 제안한다. 12보03-01] 비만, 암 등 주요 만성 질환에 대해 탐색하고, 예방·관리를 위한 개인·사회적 방안을 제시한다.	발표 수업			
	6	5~9	2	Ⅰ-3-1. 만성 질환의 체계적 예방과 관리 Ⅰ-1-2. 건강지표의 평가, 건강 관리 계획	12보03-01] 비만, 암 등 주요 만성 질환에 대해 탐색하고, 예방·관리를 위한 개인·사회적 방안을 제시한다. 12보01-02] 지역 사회, 국가 수준에서 활용되는 건강 지표의 의미를 해석하고, 건강 관리 측면에서 수준별 건강 지표를 비교·분석한다.				
	7	12~16	2	Ⅱ-1-1. 약물 오·남용의 문제점	[12보04-01] 약물 오·남용이 건강에 미치는 영향을 탐색하고 의약품의 안전한 사용법을 제시한다.	매체활용 발표수업			고3전국 연합 평가 (14)
	8	19~23	2	Ⅱ-1-2. 흡연과 음주의 문제점	[12보04-02] 흡연·음주의 폐해와 위험 요인을 조사하고 흡연·음주 예방 및 대처 방법을 옹호한다.				
	9	26~30	1	Ⅱ-2-1. 건강한 성	[12보05-01] 섹슈얼리티의 개념과 생애 주기별 성적 특성을 이해하고, 건강한 섹슈얼리티를 갖기 위한 개인, 공동체의 대안을 제시한다.				1차지필 평가 (26~28)

월	주	기간(일자)	실시시수	지도내용/단원명	성취기준	교육과정 재구성 및 학생참여형수업	안전교육	성교육	행사/공휴일
5	10	3~7	1	Ⅱ-2-1. 건강한 성	[12보05-01] 섹슈얼리티의 개념과 생애 주기별 성적 특성을 이해하고, 건강한 섹슈얼리티를 갖기 위한 개인, 공동체의 대안을 제시한다.				어린이날(5) 재량휴업일(6~7)
	11	10~14	2	Ⅱ-2-2. 사랑과 성적 자기 결정권	[12보05-02] 이성 간의 사랑 및 성적 자기 결정권에 영향을 미치는 요인과 관련하여 바람직한 성적 자기 결정권의 기준을 제시한다.	발표 수업			
	12	17~21	2	Ⅱ-2-3. 성희롱 성폭력 성매매 예방	[12보05-03] 성희롱·성폭력·성매매 유발 요인 및 관련 법·정책과 관련지어 개인·공동체·국가 수준의 예방 대책을 토론한다.	발표 수업			석가탄신일(19)
	13	24~28	2	Ⅱ-2-4. 성 문화와 성 의식 Ⅱ-2-5. 성 매개 감염병	12보05-04 성 문화, 성 의식에 영향을 미치는 개인·사회적 요인과 관련지어 개인·공동체·국가 수준의 개선 방안을 제시한다. [12보05-05] 성 매개 감염병의 특성과 현황을 탐색하고, 개인·사회적 측면에서 예방법을 제시한다.	매체활용 수업			
	14	31~4	1	Ⅱ-2-5. 성 매개 감염병	[12보05-05] 성 매개 감염병의 특성과 현황을 탐색하고, 개인·사회적 측면에서 예방법을 제시한다.				전국연합학력평가(3)
6	15	7~11	2	Ⅱ-2-5. 성 매개 감염병 Ⅱ-2-6. 건강한 임신과 출산	[12보05-06] 준비된 임신과 피임의 중요성을 이해하고, 미혼모, 저출산에 대한 관점의 차이와 영향 요인을 탐색하며, 국가별 미혼모, 저출산 관련 정책 및 지원 대책을 비교·분석하여 개선점을 제시한다.	실습 수업			
	16	14~18	2	Ⅱ-3-1. 자아존중감과 건강한 인간관계	[12보06-01] 자아존중감과 회복 탄력성의 관계 및 중요성을 이해하고, 회복 탄력성 증진을 위한 실천 방안을 제시한다.	논술형 수업			
	17	21~25	2	Ⅱ-3-2. 감정의 이해와 대처	[12보06-02] 불안·우울 등의 감정을 유발하는 요인을 탐색하고, 자원 활용, 환경 개선 등 개인·사회적 대처 방안을 제시한다.				
	18	28~2	1	Ⅱ-3-2. 감정의 이해와 대처	[12보06-02] 불안·우울 등의 감정을 유발하는 요인을 탐색하고, 자원 활용, 환경 개선 등 개인·사회적 대처 방안을 제시한다.	탐구 수업			2차지필평가(28~1)
7	19	5~9	2	Ⅱ-3-3. 자살과 위기관리	[12보06-03] 자살을 유발하는 개인·사회적 위험 요인과 관련지어 개인·사회적 대처 방안을 제시한다.				고3전국연합평가(7)
	20	12~16	1	Ⅱ-3-3. 자살과 위기관리	[12보06-03] 자살을 유발하는 개인·사회적 위험 요인과 관련지어 개인·사회적 대처 방안을 제시한다.	탐구 수업			방학식(16)
누 계			34						

출처 : 문산고등학교 김예령 선생님

평가 계획안에 연간지도계획이 포함된 계획안

지도시기 월	주	배당시간	대단원명 (소단원명)	배움중심 수업방법	성장중심 평가방법	학교 교육과정과의 연계 행사(대회)	범교과학습 주제
3월	1 (2일~4일)	1	I. 건강의 이해와 질병 예방 1-1. 건강의 이해와 건강 증진	발표수업	개별학습지확인		
	2 (7일~11일)	2	I-2-1. 생애 주기별 건강 요구	강의 및 토론학습	개별학습지확인		
	3 (14일~18일)	3	I-3-2. 신체 기관별 건강 문제와 건강 관리	매체활용수업	개별학습지확인	학부모총회 (16일)	
	4 (21일~25일)	3	I-3-2. 신체 기관별 건강 문제와 건강 관리 I-3-1. 만성 질환의 체계적 예방과 관리	매체활용수업	질병소개팜플렛 제작하기수행평가	전국연합평가 (3학년, 24일)	
	5 (28일~1일)	3	I-3-1. 만성 질환의 체계적 예방과 관리	발표수업	개별학습지확인		
4월	6 (4일~8일)	3	I-1-2. 건강지표의 평가, 건강 관리 계획	강의 및토론학습	개별학습지확인		보건교육 (2)
	7 (11일~15일)	2	I-3-3. 감염병의 체계적 예방과 관리	강의 및 토론학습	감염병예방카드 뉴스만들기 수행평가	전국연합평가 (3학년, 13일)	
	8 (18일~22일)	3	II-2-1. 건강한 성	강의 및 토론학습	개별학습지확인		
	9 (25일~29일)	1	II-2-2. 사랑과 성적 자기 결정권	발표수업	개별학습지확인	1차지필평가 (26일~28일)	
5월	10 (2일~6일)	2	II-2-3. 성희롱 성폭력 성매매 예방	발표수업	개별학습지확인	재량휴업일(6일) 학교자율 교육과정운영 (2일~10일)	약물 및 사이버중독 예방교육 (2) 성교육 (2)
	11 (9일~13일)	3	II-2-4. 성 문화와 성 의식 II-2-5. 성 매개 감염병	매체활용수업	개별학습지확인		
	12 (16일~20일)	3	II-2-5. 성 매개 감염병	강의 및토론학습 발표수업	개별학습지확인		
	13 (23일~27일)	3	II-2-5. 성 매개 감염병 II-2-6. 건강한 임신과 출산	실습수업	개별학습지확인		
	14 (30일~3일)	2	II-1-1. 약물 오·남용의 문제점	매체활용수업	개별학습지확인		
6월	15 (7일~10일)	3	II-1-2. 흡연과 음주의 문제점	강의 및토론학습 발표수업	비상약과구급함 만들기 수행평가	대수능모의평가 (3학년, 9일) 전국연합평가 (1,2학년/9일)	영양식생활 교육(1), 문화예술 교육(1), 학생건강 체력평가 (2)
	16 (13일~17일)	3	II-3-1. 자아존중감과 건강한 인간관계	논술형수업	개별학습지확인		
	17 (20일~24일)	3	II-3-2. 감정의 이해와 대처	강의 및토론학습 발표수업	개별학습지확인		
	18 (27일~1일)	1	II-3-2. 감정의 이해와 대처	탐구수업	개별학습지확인	2차지필평가 (29일~5일)	
7월	19 (4일~8일)	2	II-3-3. 자살과 위기관리	강의 및 토론 독서연계수업	개별학습지	2차지필평가 (29일~5일)	
	20 (11일~15일)	3	II-3-3. 자살과 위기관리	탐구수업	개별학습지확인		
	21 (18일~20일)	1	II-3-4. 정신 건강 문제에 대한 편견이 건강에 미치는 영향	발표수업	개별학습지확인	방학식 (20일)	

출처: 포곡고등학교 배상미 선생님

보건과 진도운영 계획서

2022학년도 2학년 2학기 보건 진도운영계획

| 담당교사 | 김진선 | 담당학급 | 2-8 | 단위수 | 2 | 계열 | 공통 | 출판사 | |

주차	단원	교육과정 성취기준	수업형태	비고
1	Ⅱ-3-1. 자아존중감과 건강한 인간관계	[12보06-01] 자아존중감과 회복 탄력성의 관계 및 중요성을 이해하고, 회복 탄력성 증진을 위한 실천 방안을 제시한다.	강의/모둠/발표	학교폭력예방 어울림활동
2	Ⅱ-3-2. 감정의 이해와 대처	[12보06-02] 불안·우울 등의 감정을 유발하는 요인을 탐색하고, 자원 활용, 환경 개선 등 개인·사회적 대처 방안을 제시한다.	강의/모둠/발표	자살예방및생명존중교육
3	Ⅱ-3-3. 자살과 위기관리	[12보06-03] 자살을 유발하는 개인·사회적 위험 요인과 관련지어 개인·사회적 대처 방안을 제시한다.	강의/모둠/발표	자살예방및생명존중교육
4	Ⅱ-2-4. 성 문화와 성 의식	[12보05-04] 성 문화, 성 의식에 영향을 미치는 개인·사회적 요인과 관련지어 개인·공동체·국가 수준의 개선 방안을 제시한다.	강의/모둠/실습	성교육
5	Ⅱ-2-6. 건강한 임신과 출산	[12보05-06] 준비된 임신과 피임의 중요성을 이해하고, 미혼모, 저출산에 대한 관점의 차이와 영향 요인을 탐색하며, 국가별 미혼모, 저출산 관련 정책 및 지원 대책을 비교·분석하여 개선점을 제시한다.	강의/모둠/발표	성교육
6	Ⅱ-2-5. 성 매개 감염병	[12보05-05] 성 매개 감염병의 특성과 현황을 탐색하고, 개인·사회적 측면에서 예방법을 제시한다.	강의/모둠	성교육
7	Ⅰ-3-3. 감염병의 체계적 예방과 관리	[12보03-03] 감염병 발생 기전 및 증상을 탐색하고, 감염병의 예방과 관리를 위한 병문안 예절 등 개인적, 사회적 대처 방안을 제안한다.	강의/모둠	감염병 및 약물의 오남용예방 등 보건위생관리 교육
8	1차 지필평가	1차 지필평가		
9	Ⅰ-3-3. 감염병의 체계적 예방과 관리	[12보03-03] 감염병 발생 기전 및 증상을 탐색하고, 감염병의 예방과 관리를 위한 병문안 예절 등 개인적, 사회적 대처 방안을 제안한다.	실습	감염병 및 약물의 오남용예방 등 보건위생관리 교육
10	Ⅰ-3-2. 신체 기관별 건강 문제와 건강 관리	[12보03-02] 신체 기관별 주요 질병의 발생 기전을 이해하고, 질병 예방·관리를 위한 신체 기관별 건강 관리 방법을 제시한다.	강의/모둠	

Chapter 3. 참고자료

주차	단원	교육과정 성취기준	수업형태	비고
11	Ⅰ-3-1. 만성 질환의 체계적 예방과 관리	[12보03-01] 비만, 암 등 주요 만성 질환에 대해 탐색하고, 예방·관리를 위한 개인·사회적 방안을 제시한다.	모둠/발표/실습	
12	Ⅰ-3-1. 만성 질환의 체계적 예방과 관리	[12보03-01] 비만, 암 등 주요 만성 질환에 대해 탐색하고, 예방·관리를 위한 개인·사회적 방안을 제시한다.	모둠/발표/실습	
13	Ⅱ-2-2. 사랑과 성적 자기 결정권	[12보05-02] 이성 간의 사랑 및 성적 자기 결정권에 영향을 미치는 요인과 관련하여 바람직한 성적 자기 결정권의 기준을 제시한다.	강의/모둠/발표	성교육
14	Ⅱ-2-3. 성희롱 성폭력 성매매 예방	[12보05-03] 성희롱·성폭력·성매매 유발 요인 및 관련 법·정책과 관련지어 개인·공동체·국가 수준의 예방 대책을 토론한다.	강의/모둠/발표	성교육
15	Ⅱ-3-4. 정신 건강 문제에 대한 편견이 건강에 미치는 영향	[12보06-04] 정신 건강 문제에 대한 편견이 개인·사회에 미치는 영향을 탐색하고, 정신 건강 증진 및 편견 해소 방안을 고안한다.	강의/모둠/발표	학교폭력예방 어울림활동
16	Ⅰ-3-1. 만성 질환의 체계적 예방과 관리	[12보03-01] 비만, 암 등 주요 만성 질환에 대해 탐색하고, 예방·관리를 위한 개인·사회적 방안을 제시한다.	발표/실습	
17	Ⅱ-4-1. 의사소통과 건강	[12보07-01] 흡연·음주, 일탈 등 건강을 위협하는 다양한 상황 속에서 건강 증진을 위한 협상, 거절, 갈등 관리 등 적절하고 효과적인 의사소통 기술을 선택하여 적용한다.	강의/모둠/발표	학교폭력예방 어울림활동 음주흡연예방 교육
18	2차 지필평가(1,2)	2차 지필평가(1,2)		
19	Ⅳ-1-4. 건강의 사회적 쟁점과 건강 정책 참여	[12보10-04] 조류인플루엔자(avian influenza), 신종인플루엔자, 중동호흡기증후군 등 공동체 건강 문제가 사회적 쟁점화가 되는 사례와 관련지어 건강 정책 수립 시 집단 간의 관점 조정을 위한 이익 단체, 시민 단체, 언론, 전문가, 일반 시민 등 다양한 집단의 기능과 역할을 제시한다.		
20	Ⅳ-1-2. 건강 및 안전 정보와 자원	[12보10-02] 건강 및 안전 정보 매체의 종류와 특성을 이해하고, 건강 및 안전 자원을 탐색하여 사회권으로서의 건강권을 평가한다.		
21	Ⅳ-2-2. 생명과 죽음에 대한 문화	[12보11-02] 생명과 죽음에 대한 인식이 다른 다양한 문화 속에서의 헌혈, 장기 기증, 장례 문화 등의 현황을 조사·비교하여 문제점과 개선 방안을 제시한다.		

출처 : 남양주다산고등학교 김진선 선생님

3 평가계획서 예시9)

파주 문산고등학교 보건교과 평가계획서 (예시)

보건 (2학년 1학기)

담당교사 : 000

1 평가의 목적

가. 건강의 가치를 이해하고, 올바른 건강 지식과 자원에 체계적으로 접근하며, 일상 생활에서 건강 생활을 실천하고 건강 관리 능력을 증진시킴으로써, 궁극적으로 개인과 공동체의 건강 및 삶의 질을 향상시키는 데 평가의 목적이 있다.

나. 생활 속에서 건강한 선택과 관련된 요인을 이해하여 대처하고, 적절한 건강 생활 기술을 공동체의 건강에 활용할 수 있는 능력을 신장시키는 평가를 한다.

다. 단편적인 지식보다는 기초적인 개념과 원리의 이해, 실제적 적용 능력, 창의적인 사고 능력 등에 중점을 두어 평가한다.

라. 개인과 공동체의 건강에 대한 지식을 습득하고, 건강 자원의 활용 능력과 건강 생활 기술을 익히며, 건강에 관련된 사회·문화적 요인을 인식하여, 개인이 건강 행위를 실천함은 물론, 친구·가족과 사회 공동체의 건강하고 행복한 삶을 위해 적 극적으로 개입하는 역량을 기르도록 평가한다.

2 평가의 방향과 방침 및 유의사항

가. 건강의 권리, 다양한 개념과 가치를 분석·종합하고, 자신을 건강의 주체로 인식하며, 건강에 대한 체계적인 지식을 바탕으로 건강 행위를 실천하는 생활 태도를 가지도록 활동 보고서를 활용하여 평가한다.

나. 평가 비율은 수행평가 100%로 실시한다.

다. 과정 중심의 정의적 능력의 평가 등을 실시하고, 평가 결과는 피드백 한다.

---

9) 우옥영 외5인, 보건교육포럼 고교학점제 보건과 교육 가이드북, 2023, (사)보건교육포럼, P.34~47.

라. 평가는 설정된 기준에 근거하여 실시하고, 단원별 '성취기준'에 따라 기본 소양 능력이 충족되면 '이수'로 평가 한다.
마. 의사소통 역량, 비판적 사고 역량, 정보 처리 역량, 문제 해결 역량 등을 평가한다.
바. 실습 수업을 실행하여 건강 관리 역량, 문제 해결 역량 등을 평가한다.
사. 수행평가 결과물은 학업성적관리 규정에 의거 학생들의 이의 신청·처리·확인 과정 등 적절한 조치가 완료되었을 경우, 학생 본인에게 돌려주거나 폐기한다.

3. 평가의 종류와 반영 비율

평가 종류	수행평가				논술형 반영 비율 합 35%
반영 비율	100%				
횟수/영역	논술형	체크리스트형	발표형	프로젝트형	
	약물 오남용 뉴스 대본 만들기	월경 제품과 콘돔 착용법 실습하기	의료 직업 카드 뉴스 제작하여 발표하기	질병 소개 팜플렛 제작하기	
만점 (반영비율)	35%	25%	20%	20%	
논술형 반영 비율	0%	0%	35%	0%	35%
평가 시기	5월 3주	6월 2주	3월 3주	4월 2주	
평가내용 (성취기준)	[12보04-01]	[12보05-06]	[12보10-05]	[12보03-02]	
평가요소	약물 오·남용이 건강에 미치는 영향을 탐색하고, 의약품의 안전한 사용법을 실생활과 연계하여 제시한다.	준비된 임신과 피임의 중요성을 이해하고, 미혼모, 저출산에 대한 관점의 차이와 영향 요인을 탐색하고, 국가별 미혼모, 저출산 관련 정책 및 지원 대책을 비교, 분석하여 개선점을 제시한다.	보건 의료 서비스와 의료 보장 제도의 특성을 비교하고, 각각의 기능과 역할을 이해하여 주체적 선택과 활용 방안을 모색한다.	신체기관별 주요 질병의 발생 기전을 이해하고 질병 예방·관리를 위한 신체 기관별 건강 관리 방법을 실생활과 연계하여 제시한다.	

○ 부록

4 기준 성취율과 성취도

성취율	이수	미이수
성취도	P	F

5 수행평가의 세부기준

가. 논술형

1) 교육과정 성취기준 및 평가기준

교육과정 성취기준	평가기준	
[12보04-01] 약물 오·남용이 건강에 미치는 영향을 탐색하고 의약품의 안전한 사용법을 제시한다.	상	약물 오·남용이 건강에 미치는 영향을 탐색하고, 의약품의 안전한 사용법을 실생활과 연계하여 제시할 수 있다.
	중	약물 오·남용이 건강에 미치는 영향을 탐색하고, 의약품의 안전한 사용법을 제시할 수 있다.
	하	약물 오·남용이 건강에 미치는 영향을 탐색하고, 의약품의 안전한 사용법을 주어진 자료에서 찾아 제시할 수 있다.

2) 채점 기준

영역 (만점)	내용	평가 요소	
약물 오남용 뉴스 대본 만들기 (35점)	약물 오남용 사례를 뉴스 대본으로 만듦	• 적절한 약물을 선정하였다. • 약물의 부작용과 위험성을 제시하였다. • 약물의 오남용 실태를 제시하였다. • 약물 오남용 예방법을 제시하였다. • 조사한 내용을 뉴스 대본 형식에 맞추어 논술하였다.	
		평가 척도	배점
		위의 기준 중 5가지를 만족하는 경우	35
		위의 기준 중 4가지를 만족하는 경우	30
		위의 기준 중 3가지를 만족하는 경우	25
		위의 기준 중 2가지를 만족하는 경우	20
		위의 기준 중 1가지를 만족하는 경우	15
		위의 기준 중 0가지를 만족하는 경우	10

※ 본인의 의사에 따라 수행평가 미응시: 9점

나. 체크리스트형

1) 교육과정 성취기준 및 평가기준

교육과정 성취기준	평가기준	
[12보05-06] 준비된 임신과 피임의 중요성을 이해하고, 미혼모, 저출산에 대한 관점의 차이와 영향 요인을 탐색하며, 국가별 미혼모, 저출산 관련 정책 및 지원 대책을 비교·분석하여 개선점을 제시한다.	상	준비된 임신과 피임의 중요성을 이해하고, 미혼모, 저출산에 대한 관점의 차이와 영향 요인을 탐색하고, 국가별 미혼모, 저출산 관련 정책 및 지원 대책을 비교·분석하여 개선점을 제시할 수 있다.
	중	준비된 임신과 피임의 중요성을 이해하고, 미혼모, 저출산에 대한 관점의 차이와 영향 요인을 탐색하고, 우리나라의 미혼모, 저출산 관련 정책 및 지원 대책의 개선점을 제시할 수 있다.
	하	준비된 임신과 피임의 중요성을 이해하고, 미혼모, 저출산에 대한 관점의 차이와 영향 요인을 탐색하고, 우리나라의 미혼모, 저출산 관련 정책 및 지원 대책의 개선점을 주어진 자료에서 찾아 제시할 수 있다.

2) 채점 기준

영역 (만점)	내용	평가 요소	
월경 제품과 콘돔 착용법 실습하기 (25점)	생리대, 생리컵, 탐폰 사용법 실습 및 콘돔 착용법 실습	• 월경 제품 각각의 특징과 콘돔의 특징을 설명하였다. • 생리대, 생리컵, 탐폰의 차이점과 장, 단점을 설명하였다. • 생리컵, 탐폰의 사용법을 실습을 통해 체크하였다. • 콘돔의 장, 단점과 사용법을 숙지하였다. • 체크리스트에 맞추어 콘돔을 정확하게 착용하는 실습을 했다.	
		평가 척도	배점
		위의 기준 중 5가지를 만족하는 경우	25
		위의 기준 중 4가지를 만족하는 경우	22
		위의 기준 중 3가지를 만족하는 경우	19
		위의 기준 중 2가지를 만족하는 경우	16
		위의 기준 중 1가지를 만족하는 경우	13
		위의 기준 중 0가지를 만족하는 경우	10

※ 본인의 의사에 따라 수행평가 미응시: 9점

다. 발표형

1) 교육과정 성취기준 및 평가기준

교육과정 성취기준	평가기준	
[12보10-05] 보건 의료 서비스와 의료 보장 제도의 특성을 비교하고, 각각의 기능과 역할을 이해하여 주체적 선택과 활용 방안을 모색한다.	상	보건 의료 서비스와 의료 보장 제도의 특성을 비교하고, 각각의 기능과 역할을 이해하여, 주체적 선택과 활용 방안을 실생활과 연계하여 제시할 수 있다.
	중	보건 의료 서비스와 의료 보장 제도의 특성·기능·역할을 이해하고, 주체적 선택과 활용 방안을 제시할 수 있다.
	하	보건 의료 서비스와 의료 보장 제도의 특성·기능·역할을 이해하고, 주체적 선택과 활용 방안을 주어진 자료에서 찾아 제시할 수 있다.

2) 채점 기준

영역 (만점)	내용	평가 기준	배점
의료 직업 카드 뉴스 제작하여 발표하기 (20점)	의료 관련 직업을 선정하여 소개하는 카드 뉴스 제작 및 발표하기	• 적절한 의료 관련 직업을 선택할 수 있다. • 의료 관련 직업의 현재 실태를 제시할 수 있다. • 의료 관련 직업의 업무와 특징을 설명할 수 있다. • 의료 관련 직업의 전망에 대해 설명할 수 있다.	
		평가 척도	배점
		위의 기준 중 4가지를 만족하는 경우	20
		위의 기준 중 3가지를 만족하는 경우	17
		위의 기준 중 2가지를 만족하는 경우	14
		위의 기준 중 1가지를 만족하는 경우	11
		위의 기준 중 0가지를 만족하는 경우	8

※ 본인의 의사에 따라 수행평가 미응시: 7점

라. 프로젝트형

1) 교육과정 성취기준 및 평가기준

교육과정 성취기준	평가기준	
[12보03-02] 신체 기관별 주요 질병의 발생 기전을 이해하고, 질병 예방·관리를 위한 신체 기관별 건강 관리 방법을 제시한다.	상	신체 기관별 주요 질병의 발생 기전을 이해하고, 질병 예방·관리를 위한 신체 기관별 건강관리 방법을 실생활과 연계하여 제시할 수 있다.
	중	신체 기관별 주요 질병의 발생 기전을 이해하고, 질병 예방·관리를 위한 신체 기관별 건강관리 방법을 제시할 수 있다.
	하	신체기관별 주요 질병의 발생 기전을 이해하고, 신체 기관별 건강 관리 방법을 주어진 자료에서 찾아 제시할 수 있다.

2) 채점 기준

영역 (만점)	내용	평가 요소	
질병 소개 팜플렛 제작하기 (20점)	신체기관별 여러 질병 중 한 가지 선정하여 소개 팜플렛 제작 및 발표	• 신체기관별 다양한 질병 중 적절한 질병을 한 가지 이상 선정하였다. • 질병의 병태생리를 제시하였다. • 질병의 원인과 증상을 제시하였다. • 질병의 치료 및 간호를 제시하였다. • 조사한 내용을 나만의 전략으로 구성 제시하였다.	
		평가 척도	배점
		위의 기준 중 5가지를 만족하는 경우	20
		위의 기준 중 4가지를 만족하는 경우	17
		위의 기준 중 3가지를 만족하는 경우	14
		위의 기준 중 2가지를 만족하는 경우	11
		위의 기준 중 1가지를 만족하는 경우	8
		위의 기준 중 0가지를 만족하는 경우	5

※ 본인의 의사에 따라 수행평가 미응시: 4점

마. 교과목 동점자 처리

약물 오남용 뉴스 대본 만들기 - 월경 제품과 콘돔 착용법 실습하기 - 의료 직업 카드 뉴스 제작하여 발표하기 - 질병 소개 팜플렛 제작하기

6 정의적 영역 평가

가. 논리적 문제해결을 탐구하는 과정에서 합리적 의사결정 능력, 자신감, 적극성, 협동성 등의 정의적 능력을 평가한다.

나. 타인의 감정을 잘 이해하며 사회적 상호작용을 촉진하여 협력적 발전을 이루는 대인관계능력을 평가한다.

다. 교육과정에 근거하여 필요한 정의적 요인을 추출하고 수업과 연계하여 실시한다.

라. 교수-학습과정에서 나타나는 정의적 능력 및 학생의 발표로 나타나는 사고력과 창의력, 지식의 활용 능력 등은 학기말에 교과 세부능력 및 특기사항에 기록할 수 있다.

성취기준	[12보03-02] , [12보10-05] , [12보04-01] , [12보05-06]			
평가목표	생활 속에서 건강한 선택과 관련된 요인을 이해하여 대처하고, 적절한 건강 생활 기술을 공동체의 건강에 활용할 수 있는 능력을 신장시킬 수 있다.			
평가방법	정의적 요소	평가유형	평가시기	반영방법
	흥미, 자기주도적학습능력, 문제발견 및 해결능력, 비판적 사고력, 건강 자기관리 능력, 건강 의사소통 능력	관찰법 질문지법	수시	학교생활기록부 과목별 세부 능력 및 특기사항에 반영함.

7 평가 결과의 활용

가. 평가는 학습의 한 과정이기 때문에 그 결과는 수업에 환류(피드백)하여 활용한다.

나. 평가 결과는 성취 수준으로 제시하여 학생들이 자신의 성취 정도를 이해하는 자료가 되도록 한다.

다. 평가 결과는 학습자의 성취 수준을 판단하고, 교수·학습 내용 및 방법 개선을 위한 자료로 활용한다.

라. 평가를 통해 나타난 학생들의 오개념, 미성취 수준 등을 피드백 할 수 있는 과정을 가지도록 한다.

마. 교수-학습과정에서 나타나는 정의적 능력은 학기말에 교과 세부능력 및 특기 사항에 기록할 수 있도록 한다.

바. 평가는 수치로 통계하는 점수의 의미를 넘어 각 학습자의 인지 수준과 기능의 발달, 가치 및 태도 함양을 위한 자료로 활용한다.

8 수행평가 미응시자 및 학적 변동자 처리

가. 수행평가 결시자는 추후에 별도로 평가함을 원칙으로 하되 장기 결석 등으로 평가가 불가능할 경우 본교 학업성적관리규정에 따라 점수를 부여한다.

> 제15조(결시생 성적처리)
> ⑤ 인정점 부여 방법은 다음 각 호의 1로 규정한다.
> 3. 수행평가에 결시한 학생 : 추가로 평가를 실시하여 성적을 산출함을 원칙으로 하되, 추가 평가가 불가능한 경우에는 해당 교과목 동일 영역 수행평가의 평균을 원득점으로 하여 제2호 가목을 준용하여 인정점을 부여한다. 단, 미인정 결시, 징계로 인한 결시인 경우에는 해당 교과목 동일 영역 수행평가 척도의 최저점수에서 1점을 감하여 부여한다.(최하 0점)

나. 전·편입생의 평가
　　1) 전·편입 시기에 따라 본교에서 평가할 수 있는 경우에는 본교의 학업성적관리 규정에 따라 평가하는 것을 원칙으로 한다.
　　2) 전 재적교에서 논술형평가 또는 실험평가에 부분적으로 응시하여 점수를 가져온 경우, 해당영역의 점수를 학업성적관리 규정에 따라 인정한다.
　　3) 전 재적교에서 수행평가가 완료된 경우 학업성적관리 규정에 따라 이를 인정한다.

다. 특수교육대상자, 장기결석생 등의 수행평가는 본교 학업성적관리규정에 따르되, 규정에 명시되지 않은 사안은 교과협의회를 한 후 학업성적관리위원회의 심의를 거쳐 결정한다.

라. 기타 수행평가와 관련된 내용은 본교의 학업성적 관리규정에 의거한다.

9 평가 결과 분석 및 활용

가. 평가 결과를 누가 기록하여 개인별 성장 수준을 파악하는 자료로 활용한다.
나. 평가 결과는 성취 수준으로 제시하여 학생들이 자신의 성취 정도를 이해하는 자료가 되도록 한다.
다. 평가를 통해 나타난 학생의 오개념, 미성취수준 등을 피드백할 수 있는 과정을 가진다.
라. 평가 결과는 학습자의 성취 수준을 판단하고, 교수·학습 내용 및 방법 개선을 위한 자료로 활용한다.
마. 최소학업성취수준 미도달 학생은 2022학년도 교과보충 집중 프로그램을 활용하여 학생의 수준에 맞는 보충 학습을 제공한다.

용인 포곡고등학교 보건교과 평가계획서 (예시)

2022년도 3학년 1학기 보건 평가계획

담당교사 : OOO

1 평가의 목적

가. 건강의 가치를 이해하고, 올바른 건강 지식과 자원에 체계적으로 접근하며, 일상 생활에서 건강 생활을 실천하고 건강 관리 능력을 증진시킴으로써, 궁극적으로 개인과 공동체의 건강 및 삶의 질을 향상시키는 데 평가의 목적이 있다.

나. 생활 속에서 건강한 선택과 관련된 요인을 이해하여 대처하고, 적절한 건강 생활 기술을 공동체의 건강에 활용할 수 있는 능력을 신장시키는 평가를 한다.

다. 단편적인 지식보다는 기초적인 개념과 원리의 이해, 실제적 적용 능력, 창의적인 사고 능력 등에 중점을 두어 평가한다.

라. 개인과 공동체의 건강에 대한 지식을 습득하고, 건강 자원의 활용 능력과 건강 생활 기술을 익히며, 건강에 관련된 사회·문화적 요인을 인식하여, 개인이 건강 행위를 실천함은 물론, 친구·가족과 사회 공동체의 건강하고 행복한 삶을 위해 적극적으로 개입하는 역량을 기르도록 평가한다.

2 평가의 기본 방향과 방침

가. 건강의 권리, 다양한 개념과 가치를 분석·종합하고, 자신을 건강의 주체로 인식하며, 건강에 대한 체계적인 지식을 바탕으로 건강 행위를 실천하는 생활 태도를 가지도록 활동 보고서를 활용하여 평가한다.

나. 토론 수업을 실행하여 의견 발표와 경청의 태도, 토론 과정을 평가한다.

다. 과정 중심의 정의적 능력의 평가 등을 실시하고, 평가 결과는 피드백 한다.

라. 평가는 설정된 기준에 근거하여 실시하고, 단원별 '성취기준'에 따라 기본 소양 능력이 충족되면 '이수'로 평가한다.

마. 의사소통 역량, 비판적 사고 역량, 정보 처리 역량, 문제 해결 역량 등을 평가한다.

Chapter 3. 참고자료

3 평가 대상

학년	과목	1학기
3학년	보건	4반6반7반10반(보건수업선택학생)

4 성취기준 및 평가기준

가. 단원/영역별 성취수준

성취기준	수준	평가기준
[12보01-01] 건강에 대한 다양한 관점을 비교하여 건강에 대한 총체적 개념을 이해하고, 다양한 건강 영향 요인과 관련지어 가족·지역 사회 등 공동체의 건강 증진 방안을 제시한다.	상	건강에 대한 다양한 관점을 비교하여 건강의 총체적 개념을 이해하고, 다양한 건강 영향 요인과 관련지어 가족·지역 사회 등 공동체의 건강 증진 방안을 실생활과 연계하여 제시할 수 있다.
	중	건강에 대한 다양한 관점을 비교하여 건강의 총체적 개념을 이해하고, 다양한 건강 영향 요인과 관련지어 가족·지역 사회 등 공동체의 건강 증진 방안을 제시할 수 있다.
	하	건강에 대한 다양한 관점을 비교하여 건강의 총체적 개념을 이해하고, 주어진 자료에서 찾아 건강증진 방안을 제시할 수 있다.
[12보01-02] 지역 사회, 국가 수준에서 활용되는 건강 지표의 의미를 해석하고, 건강 관리 측면에서 수준별 건강 지표를 비교·분석한다.	상	지역 사회, 국가 수준에서 활용되는 건강 지표의 의미를 해석하고, 건강관리 측면에서 필요한 수준별 건강 지표를 비교·분석할 수 있다.
	중	지역 사회, 국가 수준에서 활용되는 건강 지표의 의미를 해석하고, 건강관리 측면에서 필요한 건강 지표를 비교·분석할 수 있다.
	하	지역 사회, 국가 수준에서 활용되는 건강 지표의 의미를 해석하고, 주어진 자료에서 건강지표의 의미를 설명할 수 있다.
[12보02-01] 생애주기별 건강 요구 및 지지 요인과 장애 요인을 탐색하여 개인, 가족, 사회 수준의 생애 주기별 건강 증진 전략을 제시한다.	상	생애주기별 건강 요구 및 지지 요인과 장애 요인을 탐색하여 개인, 가족, 사회 수준의 생애 주기별 건강 증진 전략을 제시할 수 있다.
	중	생애주기별 건강 요구 및 지지 요인과 장애 요인을 탐색하여 개인, 가족 수준의 생애 주기별 건강 증진 전략을 제시할 수 있다.
	하	생애주기별 건강 요구 및 지지 요인과 장애 요인을 탐색하여 주어진 자료에서 찾아 건강 증진 전략을 제시할 수 있다.

성취기준	수준	평가기준
[12보03-01] 비만, 암 등 주요 만성 질환에 대해 탐색하고, 예방·관리를 위한 개인·사회적 방안을 제시한다.	상	비만, 암 등 주요 만성 질환에 대해 탐색하고, 예방·관리를 위한 개인·사회적 방안을 제시할 수 있다.
	중	비만, 암 등 주요 만성 질환에 대해 탐색하고, 예방·관리를 위한 방안을 제시할 수 있다.
	하	비만, 암 등 주요 만성 질환의 현황 및 특성을 탐색하고, 주어진 자료에서 찾아 예방·관리 방안을 제시할 수 있다.
[12보03-02] 신체 기관별 주요 질병의 발생 기전을 이해하고, 질병 예방·관리를 위한 신체 기관별 건강관리 방법을 제시한다.	상	신체 기관별 주요 질병의 발생 기전을 이해하고, 질병 예방·관리를 위한 신체 기관별 건강관리 방법을 실생활과 연계하여 제시할 수 있다.
	중	신체 기관별 주요 질병의 발생 기전을 이해하고, 질병 예방·관리를 위한 신체 기관별 건강관리 방법을 제시할 수 있다.
	하	신체기관별 주요 질병의 발생 기전을 이해하고, 신체 기관별 건강관리 방법을 주어진 자료에서 찾아 제시할 수 있다.
[12보03-03] 감염병 발생 기전 및 증상을 탐색하고, 감염병의 예방과 관리를 위한 병문안 예절 등 개인적, 사회적 대처 방안을 제안한다.	상	감염병 발생 기전 및 증상을 탐색하고, 감염병의 예방과 관리를 위한 병문안 예절 등 개인적, 사회적 대처 방안을 제시할 수 있다.
	중	감염병 발생 기전 및 증상을 탐색하고, 감염병의 예방과 관리를 위한 병문안 예절 등 대처 방안을 제안할 수 있다.
	하	감염병 발생 기전 및 증상을 탐색하고, 병문안 예절 등 감염병 대처 방안을 주어진 자료에서 찾아 설명할 수 있다.
[12보04-01] 약물 오·남용이 건강에 미치는 영향을 탐색하고 의약품의 안전한 사용법을 제시한다.	상	약물 오·남용이 건강에 미치는 영향을 탐색하고, 의약품의 안전한 사용법을 실생활과 연계하여 제시할 수 있다.
	중	약물 오·남용이 건강에 미치는 영향을 탐색하고, 의약품의 안전한 사용법을 제시할 수 있다.
	하	약물 오·남용이 건강에 미치는 영향을 탐색하고, 의약품의 안전한 사용법을 주어진 자료에서 찾아 제시할 수 있다.
[12보04-02] 흡연·음주의 폐해와 위험 요인을 조사하고 흡연·음주 예방 및 대처 방법을 옹호한다.	상	흡연·음주의 폐해와 위험요인을 이해하고, 흡연·음주예방 및 대처를 위한 옹호방법을 실생활과 연계하여 제시할 수 있다.
	중	흡연·음주의 폐해와 위험요인을 이해하고, 흡연·음주예방 및 대처를 위한 옹호방법을 제시할 수 있다.
	하	흡연·음주의 폐해와 위험 요인을 이해하고, 흡연·음주예방 및 대처를 위한 옹호방법을 주어진 자료에서 찾아 제시할 수 있다.

Chapter 3. 참고자료

성취기준	수준	평가기준
[12보05-01] 섹슈얼리티의 개념과 생애 주기별 성적 특성을 이해하고, 건강한 섹슈얼리티를 갖기 위한 개인, 공동체의 대안을 제시한다.	상	섹슈얼리티의 개념과 생애 주기별 성적 특성을 이해하고, 건강한 섹슈얼리티를 갖기 위한 개인, 공동체의 대안을 제시할 수 있다.
	중	섹슈얼리티의 개념과 생애 주기별 성적 특성을 이해하고, 건강한 섹슈얼리티를 갖기 위한 개인 수준의 대안을 제시할 수 있다.
	하	섹슈얼리티의 개념과 생애 주기별 성적 특성을 이해하고, 건강한 섹슈얼리티를 갖기 위한 방법을 주어진 자료에서 찾아 제시할 수 있다.
[12보05-02] 이성 간의 사랑 및 성적 자기 결정권에 영향을 미치는 요인과 관련하여 바람직한 성적 자기 결정권의 기준을 제시한다.	상	이성 간의 사랑 및 성적 자기 결정권에 영향을 미치는 요인을 이해하고, 바람직한 성적 자기 결정권의 기준을 실생활과 연계하여 제시할 수 있다.
	중	이성 간의 사랑 및 성적 자기 결정권에 영향을 미치는 요인을 이해하고, 바람직한 성적 자기 결정권의 기준을 제시할 수 있다.
	하	이성 간의 사랑 및 성적 자기 결정권에 영향을 미치는 요인을 이해하고, 바람직한 성적 자기 결정권의 기준을 주어진 자료에서 찾아 제시할 수 있다.
[12보05-03] 성희롱·성폭력·성매매 유발 요인 및 관련 법·정책과 관련지어 개인·공동체·국가 수준의 예방 대책을 토론한다.	상	성희롱·성폭력·성매매 유발요인 및 관련 법·정책을 이해하고, 개인·공동체·국가 수준의 예방 대책을 토론을 통해 제시할 수 있다.
	중	성희롱·성폭력·성매매 유발요인 및 관련 법·정책을 이해하고, 개인 수준의 예방 대책을 토론을 통해 제시할 수 있다.
	하	성희롱·성폭력·성매매 유발요인 및 관련 법·정책을 이해하고, 토론에 참여하여 예방 대책을 말할 수 있다.
[12보05-04] 성 문화, 성 의식에 영향을 미치는 개인·사회적 요인과 관련지어 개인·공동체·국가 수준의 개선 방안을 제시한다.	상	성 문화, 성 의식에 영향을 미치는 개인·사회적 요인을 이해하고, 개인·공동체·국가 수준의 개선 방안을 제시할 수 있다.
	중	성 문화, 성 의식에 영향을 미치는 개인·사회적 요인을 이해하고, 개인 수준의 개선 방안을 제시할 수 있다.
	하	성 문화, 성 의식에 영향을 미치는 개인·사회적 요인을 이해하고, 개선 방안을 주어진 자료에서 찾아 제시할 수 있다.
[12보05-05] 성 매개 감염병의 특성과 현황을 탐색하고, 개인·사회적 측면에서 예방법을 제시한다.	상	성 매개 감염병의 특성과 현황을 탐색하고, 개인·사회적 측면에서 예방법을 제시할 수 있다.
	중	성 매개 감염병의 특성과 현황을 탐색하고, 개인적 측면에서 예방법을 제시할 수 있다.
	하	성 매개 감염병의 특성과 현황을 탐색하고, 예방법을 주어진 자료에서 찾아 제시할 수 있다.

성취기준	수준	성취수준
[12보05-06] 준비된 임신과 피임의 중요성을 이해하고, 미혼모, 저출산에 대한 관점의 차이와 영향 요인을 탐색하며, 국가별 미혼모, 저출산 관련 정책 및 지원 대책을 비교·분석하여 개선점을 제시한다.	상	준비된 임신과 피임의 중요성을 이해하고, 미혼모, 저출산에 대한 관점의 차이와 영향 요인을 탐색하고, 국가별 미혼모, 저출산 관련 정책 및 지원 대책을 비교·분석하여 개선점을 제시할 수 있다.
	중	준비된 임신과 피임의 중요성을 이해하고, 미혼모, 저출산에 대한 관점의 차이와 영향 요인을 탐색하고, 우리나라의 미혼모, 저출산 관련 정책 및 지원 대책의 개선점을 제시할 수 있다.
	하	준비된 임신과 피임의 중요성을 이해하고, 미혼모, 저출산에 대한 관점의 차이와 영향 요인을 탐색하고, 우리나라의 미혼모, 저출산 관련 정책 및 지원 대책의 개선점을 주어진 자료에서 찾아 제시할 수 있다.
[12보06-01] 자아존중감과 회복 탄력성의 관계 및 중요성을 이해하고, 회복 탄력성 증진을 위한 실천 방안을 제시한다.	상	자아존중감과 회복 탄력성의 관계 및 중요성을 이해하고, 회복 탄력성을 증진시킬 수 있는 실천 방안을 실생활과 연계하여 제시할 수 있다.
	중	자아존중감과 회복 탄력성의 관계 및 중요성을 이해하고, 회복 탄력성을 증진시킬 수 있는 실천 방안을 제시할 수 있다.
	하	자아존중감과 회복 탄력성의 중요성을 이해하고, 회복 탄력성을 증진시킬 수 있는 방법을 주어진 자료에서 찾아 제시할 수 있다.
[12보06-02] 불안·우울 등의 감정을 유발하는 요인을 탐색하고, 자원 활용, 환경 개선 등 개인·사회적 대처 방안을 제시한다.	상	불안·우울 등의 감정을 유발하는 요인을 탐색하고, 자원 활용, 환경 개선 등 개인·사회적 차원에서 대처방안을 제시할 수 있다.
	중	불안·우울 등의 감정을 유발하는 요인을 탐색하고, 개인적 차원의 대처방안을 제시할 수 있다.
	하	불안·우울 등의 감정을 유발하는 요인을 탐색하고, 대처방안을 주어진 자료에서 찾아 제시할 수 있다.
[12보06-03] 자살을 유발하는 개인·사회적 위험 요인과 관련지어 개인·사회적 대처 방안을 제시한다.	상	자살을 유발하는 개인·사회적 위험 요인을 탐색하고, 개인·사회적 대처 방안을 제시할 수 있다.
	중	자살을 유발하는 개인·사회적 위험 요인을 탐색하고, 개인적 대처 방안을 제시할 수 있다.
	하	자살을 유발하는 개인·사회적 위험 요인을 탐색하고, 대처 방안을 주어진 자료에서 찾아 제시할 수 있다.

나. 학기별 성취수준

- 고등학교 보통교과의 교양 교과로 성적을 산출하지 않고 학기말에 이수 여부를 처리함.

Pass 수준(이수)	건강에 대한 다양한 관점이 질병의 예방 및 치료 등 관련 정책에 미치는 영향을 이해하여 개인, 공동체의 건강관리 전략을 제시하고, 신체기관별 질병의 예방 및 관리법을 설명할 수 있다. 약물 오·남용 예방, 흡연·음주의 예방, 성 인지 및 성 정체성, 감정과 정서 등에 영향을 미치는 개인적·사회적 요인을 탐색하고 관련된 자원의 활용법을 제시할 수 있다.

5 성취수준 산출방법

- 산출하지 않음.

6 평가 종류 및 유의사항

가. 평가의 종류와 반영 비율

평가 유형	수행평가			합계
반영 비율	100%			100%
횟수/영역	질병소개 팜플렛 제작하기	감염예방 카드뉴스 만들기	비상약과구급함 만들기	
영역 만점 (반영비율)	30%	30%	40%	100%
논술형 평가 반영비율	15%	15%		30%
평가 시기	3월3주	4월2주	6월1주	
교육과정 성취기준	12보03-02	12보03-03	12보04-01	
평가요소	• 신체기관별 주요질병의 발생기전을 이해한다. • 신체기관별 건강관리 방법을 자신의 실생활과 연계하여 설명할 수 있다.	• 감염병의 발생 원인과 종류에 대해 이해하기 • 감염병을 관리하는 방법과 수행하는 방법을 제시하기 • 감염병 예방 카드뉴스를 계획하고 작성하기	• 약물의 작용과 부작용을 알고 약물 오남용이 건강에 미치는 영향을 알기 • 구급함을 견적내고 사용방안에 대해 계획하기 • 구급함을 제작하고 의약품의 안전한 사용법 제시하기	

나. 수행평가 세부시행 안은 담당교사가 사전 협의하여 작성하고 교과협의회를 통하여 조정한 후 교과협의록에 명시한다.

다. 수행평가 미참여 학생이 있을 경우 추가 평가의 기회를 제공한다. 단, 해당학기 지필평가 최종 시험일까지 추가 평가가 불가능할 경우 본교 학업성적관리규정에 따른다.

7 수행평가 세부기준

가. 보건 수행 평가계획

학기	1학기		
평가 비율	100%		
평가 영역	질병소개 팜플렛 제작하기	감염예방 카드뉴스 만들기	비상약과구급함 만들기
영역 만점	30%	30%	40%
학기말반영 비율	30%	30%	40%

나. 수행평가 영역별 세부 기준

1) 질병소개 팜플렛 제작하기

　가) 성취기준 및 평가기준

교육과정 성취기준	평가기준	
[12보03-02] 신체 기관별 주요 질병의 발생 기전을 이해하고, 질병 예방·관리를 위한 신체 기관별 건강 관리 방법을 제시한다.	상	신체 기관별 주요 질병의 발생 기전을 이해하고, 질병 예방·관리를 위한 신체 기관별 건강관리 방법을 실생활과 연계하여 제시할 수 있다.
	중	신체 기관별 주요 질병의 발생 기전을 이해하고, 질병 예방·관리를 위한 신체 기관별 건강관리 방법을 제시할 수 있다.
	하	신체기관별 주요 질병의 발생 기전을 이해하고, 신체 기관별 건강관리 방법을 주어진 자료에서 찾아 제시할 수 있다.

　가. 발표 주제와 내용이 참신한 발표 활동으로 한다.

　나. 발표 내용을 숙지하여 효과적인 전달 여부를 평가한다.

　다. 탐구 내용을 주어진 시간에 맞게 재구성하여 발표를 구현하도록 한다.

　라. 쉽고 논리정연한 내용을 발표물(PPT, 피켓, 전지 등)을 통해 효과적으로 전달할 수 있다.

　마. 발표를 통해 주제와 해결 방안을 명확하고 자신감 있게 전달하는 것을 원칙으로 한다.

　바. 평가가 이루어지는 시점에 결석하여 평가에 참여하지 못한 학생에겐 주제 등을 조정하여 추후 평가를 실시한다.

2) 감염병 예방 카드뉴스 만들기
  가) 성취기준 및 평가기준

성취기준		평가기준
[12보03-03] 감염병 발생 기전 및 증상을 탐색하고, 감염병의 예방과 관리를 위한 병문안 예절 등 개인적, 사회적 대처 방안을 제안한다.	상	감염병 발생 기전 및 증상을 탐색하고, 감염병의 예방과 관리를 위한 병문안 예절 등 개인적, 사회적 대처 방안을 제시할 수 있다.
	중	감염병 발생 기전 및 증상을 탐색하고, 감염병의 예방과 관리를 위한 병문안 예절 등 대처 방안을 제안할 수 있다.
	하	감염병 발생 기전 및 증상을 탐색하고, 병문안 예절 등 감염병 대처 방안을 주어진 자료에서 찾아 설명할 수 있다.

가. 발표 주제와 내용을 선택한 이유를 설명할 수 있다.
나. 탐구 내용을 주어진 시간에 맞게 재구성하여 발표를 구현하도록 한다.
다. 탐구 내용을 발표물(PPT, 피켓, 전지, 패들렛등)을 통해 효과적으로 전달할 수 있다.
라. 감염병과 관련된 실제적 예방방안을 명확하게 전달할 수 있다.
마. 평가가 이루어지는 시점에 결석하여 평가에 참여하지 못한 학생에겐 주제 등을 조정하여 추후 평가를 실시한다.

3) 비상약과 구급함 만들기
  가) 성취기준 및 평가기준

성취기준		평가기준
[12보04-01] 약물 오·남용이 건강에 미치는 영향을 탐색하고 의약품의 안전한 사용법을 제시한다.	상	약물 오·남용이 건강에 미치는 영향을 탐색하고, 의약품의 안전한 사용법을 실생활과 연계하여 제시할 수 있다.
	중	약물 오·남용이 건강에 미치는 영향을 탐색하고, 의약품의 안전한 사용법을 제시할 수 있다.
	하	약물 오·남용이 건강에 미치는 영향을 탐색하고, 의약품의 안전한 사용법을 주어진 자료에서 찾아 제시할 수 있다.

가. 약물 오남용의 정의를 설명할 수 있다.

나. 다양한 방법으로 약물에 대한 정보에 접근할 수 있다.

다. 보기 쉽고 이해하기 쉬운 방법으로 약물사용정보를 제공할 수 있다.

라. 응급상황을 이해하고 상황에 따른 약물을 사용할 수 있다.

마. 평가가 이루어지는 시점에 결석하여 평가에 참여하지 못한 학생에겐 주제 등을 조정하여 추후 평가를 실시한다.

8 정의적 능력평가

가. 논리적 문제해결을 탐구하는 과정에서 합리적 의사결정 능력, 자신감, 적극성, 협동성 등의 정의적 능력을 평가한다.

나. 타인의 감정을 잘 이해하며 사회적 상호작용을 촉진하여 협력적 발전을 이루는 대인관계능력을 평가한다.

다. 교육과정에 근거하여 필요한 정의적 요인을 추출하고 수업과 연계하여 실시한다.

라. 교수-학습과정에서 나타나는 정의적 능력 및 학생의 발표로 나타나는 사고력과 창의력, 지식의 활용 능력 등은 학기말에 교과 세부능력 및 특기사항에 기록할 수 있다.

성취기준	[12보03-01], [12보05-06], [12보04-01], [12보05-02], [12보05-04]			
평가목표	생활 속에서 건강한 선택과 관련된 요인을 이해하여 대처하고, 적절한 건강 생활 기술을 공동체의 건강에 활용할 수 있는 능력을 신장시킬 수 있다.			
	정의적 요소	평가유형	평가시기	반영방법
평가방법	흥미, 자기주도적학습능력, 문제발견 및 해결능력, 비판적 사고력, 건강 자기관리 능력, 건강 의사소통 능력	관찰법 질문지법	수시	학교생활기록부 과목별 세부능력 및 특기사항에 반영함.

9 수행평가 세부기준

가. 개별 학생의 학습 성취율을 파악하여 건강한 보건의료에 기여한다.

나. 학습과정 평가, 정의적 능력 평가를 통해 학생 이해의 폭을 넓히고 인성, 진로 교육, 학부모 상담 자료로 활용한다.

다. 교육과정 - 교수·학습 - 평가의 연결성을 파악하여 다음 수업계획에 반영한다.

10 수행평가 결과의 공개 및 결과물 처리

- 수행평가 참여 과정과 그 결과는 교과학습발달사항 과목별 특기 사항에 기록한다.

11 결시자 및 학적 변동자 성적 처리 기준

특수교육대상자, 신체장애학생, 결시자, 전·편입생, 복학생, 해외귀국학생, 장결자 등의 성적은 본교 학업성적관리규정에 의거 산출하여 교과협의회를 통해 결정하며, 본 평가계획서를 벗어난 사안은 학업성적관리위원회 결정에 따른다.

4. 보건수업 사례[10]

고교 약물오남용 예방 블렌디드 수업 예시

Post-코로나19 블렌디드 활용 약물오남용 예방 수업

- (유형) 온라인 원격 수업 + 오프라인 수업
- (수업의도) 청소년의 약물오남용은 또래 친구들의 영향이 가장 큰 비중을 차지한다. 이에 따라 청소년들이 스스로 또래 친구들의 약물오남용에 대한 실태에 대해 알아보며 관심을 가지게 되고, 자신을 넘어 타인을 도와 건강을 영위하도록 도울 수 있는 능력을 키울 수 있는 역량을 키우도록 한다. 또한, 4차 산업혁명 시대의 대두와 코로나19로 인한 비대면 중점 시대에 필요한 에듀테크 역량과 디지털 리터러시 역량을 함께 기르고자 한다.
- (특징) 사전에 약물과 중독, 오남용의 의미 탐구 및 고등학생 흡연 경험에 대한 탐색적 연구(2015, 한OO 외) 논문 읽기를 통해 개념 및 청소년 흡연 실태 학습(원격수업) → 흡연의 원인, 흡연이 인체에 미치는 영향, 금연 방법 등에 대한 내용을 찾아보고 흡연 예방 포스터 제작을 통해 디지털 리터러시 능력, 공감 능력, 창의력, 건강 증진 역량 등을 기를 수 있는 학생 참여 중심 학습(등교수업)

온라인 원격 수업(1~2차시)	오프라인 등교 수업(3~4차시)
• 교사의 강의를 통한 개념 이해 및 이론 학습 • 개별 프로젝트형 원격학습 : 학생 수준에 적합한 과제 및 주제 선택학습 • 교과 핵심요소 : 흡연 동기, 실태, 위험 요인, 예방방안, 대처방안, 보건교육	• 문제해결을 위한 학생 참여 활동 • 실습과 피드백을 통한 적용학습 • 학생간 피드백 및 도움을 통한 과제 분석 • 교과 핵심요소 : 디지털 리터러시, 정보 가공능력, 프로그램 활용능력

---

10) 우옥영 외5인, 보건교육포럼 고교학점제 보건과 교육 가이드북, 2023, (사)보건교육포럼, P.70~74.

Chapter 3. 참고자료

● 수업진행단계

구분	단계	성취 기준 or 수업 활동	형태
원격수업 (1-2차시)	기본개념 학습	• 약물과 중독, 약물 오남용의 의미를 탐구하고 흡연, 음주, 마약 등 약물오남용 예방법 알기 - 청소년 마약류 오남용예방 홍보영상 (출처 : 식품의약품안전처) ttps://youtu.be/XoZoxCsyPuo - 보면 볼수록 건강한 보건교육-약물중독 (출처 : 충남교육청연구정보원) https://youtu.be/z7Pd_rfZs6U • 고등학생 흡연경험에 대한 탐색적 연구(2015, 한OO 외) 논문 읽기 - 고등학생들에게 흡연의 의미, 동기, 시작시기, 구매경로, 가족의 영향 등 찾아보기 - 실시간 질의응답(ZOOM)으로 개념 이해	실시간 쌍방향 수업(ZOOM)
	개념적용 과제 해결 학습 (과제 활동지)	• 개념 적용을 위한 스토리 보드 작성 - 과제 : 흡연 예방 포스터 제작 스토리보드 제작하기 - 온라인 클래스 학급방이나 Padlet에 과제 탑재 및 피드백	과제 수행 중심 수업 (개별)
등교수업 (3~4차시)	학생 참여 중심 학습 (흡연 예방 포스터 제작)	• 함께 건강 쑥쑥! 흡연 예방 포스터 제작 - 흡연예방 포스터 제작 스토리보드 작성한 것을 바탕으로 photoshop 또는 미리캔버스 등을 이용하여 에듀테크 역량 발휘해 포스터 제작 - 금연길라잡이(nosmokeguide.go.kr)에 접속하여 흡연 예방 및 필요한 자료 들을 스스로 찾아 디지털 리터러시 역량 발휘하여 포스터에 적용	과제 수행 중심 수업 (개별)
	과제 해결 학습 피드백	• 어려운 부분 학생간, 학생교사간 통해 도움제공 • 제작 후 과제에 대한 평가 및 피드백	학생 간 피드백 학생-교사 피드백
등교수업 (3~4차시)	학생 참여 중심 학습 (흡연 예방 포스터 제작)	• 함께 건강 쑥쑥! 흡연 예방 포스터 제작 - 흡연예방 포스터 제작 스토리보드 작성한 것을 바탕으로 photoshop 또는 미리캔버스 등을 이용하여 에듀테크 역량 발휘해 포스터 제작 - 금연길라잡이(nosmokeguide.go.kr)에 접속하여 흡연 예방 및 필요한 자료 들을 스스로 찾아 디지털 리터러시 역량 발휘하여 포스터에 적용	과제 수행 중심 수업 (개별)
	과제 해결 학습 피드백	• 어려운 부분 학생간, 학생교사간 통해 도움제공 • 제작 후 과제에 대한 평가 및 피드백	학생 간 피드백 학생-교사 피드백

수업 운영 계획(안)

대상	고등학교 1학년	과목	보건 (정보과 협력)
학습 주제	약물오남용 예방(흡연예방교육) : 함께 건강 쑥쑥! 흡연 예방 포스터 만들기			
학습 목표	- 흡연·음주·마약류의 폐해와 위험 요인에 대해 조사할 수 있다. - 흡연·음주·마약류의 예방 및 대처를 위한 포스터 계획서를 제작할 수 있다. - 흡연·음주·마약류의 예방 및 대처 방법으로 포스터를 제작해 옹호할 수 있다.			
성취 기준	[12보04-02] 흡연·음주의 폐해와 위험 요인을 조사하고 흡연·음주 예방 및 대처 방법을 옹호한다.			
수업 유형 (팀티칭협력수업)	• (원격 수업) 실시간 쌍방향 수업 + 과제 수행 중심 수업 • (등교 수업) 학생참여중심학습(컴퓨터를 이용한 흡연예방포스터 제작)			

차시		단계별 주요 활동	활용도구 및 플랫폼
1~2 (원격)	차시 안내 및 개념학습	• 수업 전체 차시 및 과정 안내 - 수업 안내문 게시 - 학습 준비 상황 점검 • 〈활동1〉약물과 중독, 약물 오남용의 의미를 탐구하고 흡연, 음주, 마약 등 약물오남용 예방법 알기 - 청소년 마약류 오남용예방 홍보영상 (출처 : 식품의약품안전처) ttps://youtu.be/XoZoxCsyPuo - 보면 볼수록 건강한 보건교육-약물중독 (출처 : 충남교육청연구정보원) https://youtu.be/z7Pd_rfZs6U	• 온라인 클래스 • 단체 채팅
	고등학생 흡연경험에 대한 논문읽기	• 〈활동2〉고등학생 흡연경험에 대한 탐색적 연구(2015, 한OO 외) 논문 읽기 - 청소년 흡연 실태 및 청소년 흡연관련 정책 등 확인하기 - 고등학생들에게 흡연의 의미, 동기, 시작시기, 구매경로, 가족의 영향 등 찾아보기 - 실시간 질의응답으로 개념 이해 • 읽은 후 배운점과 느낌 작성 내용 공유하기 - 구글폼에 기록 : 제출 후 답변 확인을 통해 서로의 생각 공유 - 학생 1분 발표 또는 Zoom 소회의실에서 느낀점 나눔활동	• 온라인 클래스 • Teams, Zoom 등 • 구글폼, Padlet 등 상호 작용 온라인 도구 활용

Chapter 3. 참고자료

차시	단계별 주요 활동		활용도구 및 플랫폼

	함께 건강쑥쑥! 스토리보드 작성하기	• 〈활동3〉개념 적용을 위한 스토리 보드 작성하기
		  - 과제: 흡연 예방 포스터 제작 스토리보드 제작하기
		  - Padlet에 기록 : 댓글을 통해 서로의 생각 공유
		  - 과제 수행 중 어려운 점에 대해 실시간 채팅 및 과제 점검 피드백
		• 온라인 클래스 학급방이나 Padlet에 과제 탑재 및 피드백
		• 배움 정리 및 차시예고
			• 온라인 클래스
			• Padlet 등 상호 작용 온라인 도구 활용

3~4 (대면)	학생 참여 중심 학습 (흡연 예방 포스터 제작)	• 선수학습 회상
		• 〈활동1〉함께 건강 쑥쑥! 흡연 예방 포스터 제작
		  - 흡연예방 포스터 제작 스토리보드 작성한 것을 바탕으로 photoshop 또는 미리캔버스 등을 이용하여 에듀테크 역량 발휘해 포스터 제작
		• 〈활동2〉포스터 제작에 필요한 내용 선정하기(디지털 리터러시)
		  - 금연길라잡이(nosmokeguide.go.kr)에 접속하여 흡연 예방 및 필요한 자료 들을 스스로 찾아 디지털 리터러시 역량 발휘하여 포스터에 적용
			• Photoshop, 미리캔버스 등 활용
			• 제작 실습

	과제 해결 학습 피드백	• 어려운 부분 학생-학생간, 학생-교사간 통해 도움제공
		• 제작 후 과제에 대한 평가 및 피드백
		  - 학생 간 피드백 및 교사 피드백 제공, 전체 학습 내용 정리
		• 과제 : 포스터 게시 또는 캠페인 활동하기
		  - 모둠활동 장려, 단체카톡방에 공유
		• 배움 정리 및 차시예고
			• 학생 간 피드백
			• 학생-교사 피드백
			• 단체카톡방 이용

[학생 완성작품 예시]

※외국인 학생이 제작한 결과물이 들어있어 한글 어법에 맞지 않을 수 있습니다.

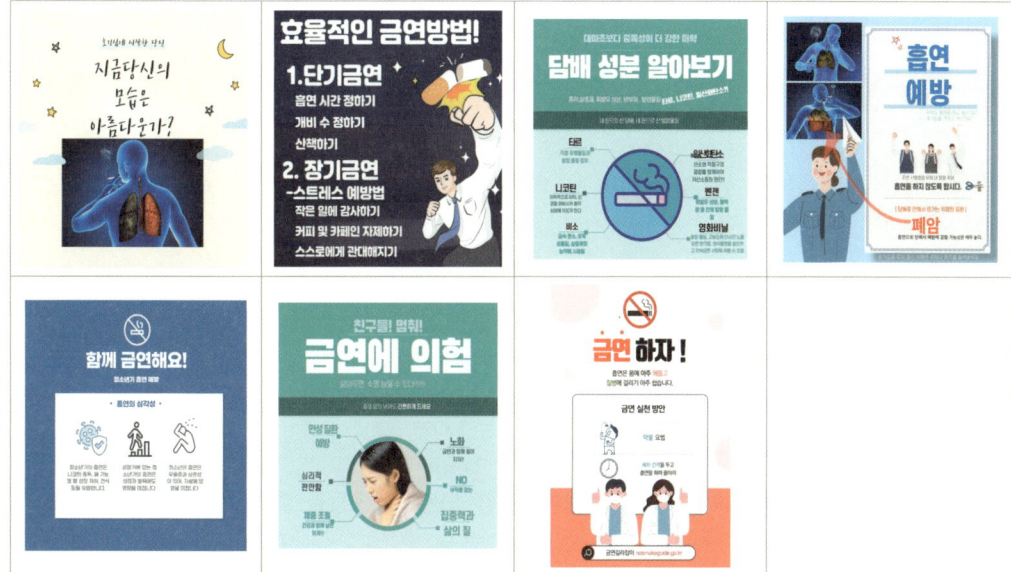

[수업참여 및 활동 사례]

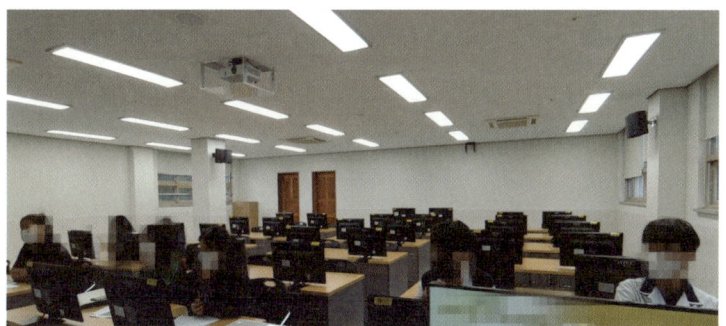

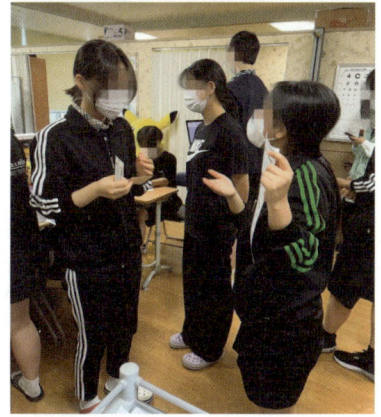

Chapter 3. 참고자료

[학생 활동지1]

	(보건) 함께건강쑥쑥! 흡연 예방 포스터 제작 스토리보드	
학번	( )학년 ( ) 반 ( ) 번	이름
주제	주제 : [주제 예시] 임신 중 흡연의 신체적 위해 / 청소년기 흡연으로 인한 건강상의 위해 / 금연의 이득 / 흡연으로 인해 생기는 질환 / 성공적인 금연 시작을 위한 준비 등 흡연 예방을 위한 주제로 자유롭게 선택	
주제 선정 이유	주제 선정 이유 : [작성 안내] 주제를 선정한 이유를 구체적으로 작성합니다. 예를 들면 '청소년 흡연은 성장과 발육에 영향을 미쳐 키가 작게 되며, 만성 질환을 유발하고, 성인 흡연자로 이어지며 평생 니코틴 의존으로 살며 흡연 시작 연령이 어릴수록 암 발생 가능성이 더 높아 건강한 삶을 영위할 수 없기 때문이다.' '친구들과 흡연을 해 거절하기 어려워하는 청소년에게 도움을 주기위해서 흡연의 위험요인과 영향을 파악하고 이를 거절하는데 이용하도록 도와주고 싶기 때문이다.' 와 같이 작성하면 됩니다.	
목적 및 조사할 내용	목적 : 조사할 내용 : [작성 안내] 목적과 조사할 내용을 작성합니다. 예를 들면 '목적 : 청소년기 흡연예방 포스터를 통해 나와 비슷한 또래의 학생들에게 도움을 주고자 한다.', '조사할 내용 : 흡연이 신체에 미치는 영향과, 자신뿐만 아니라 타인에게 미치는 영향, 흡연을 거절하는데 이를 활용할 방법 등을 조사하여 제시한다.'처럼 작성하면 됩니다.	
대상자	대상자 : [작성 안내] 대상자는 이 포스터를 읽는 대상입니다. 여러분이 교육 및 의료행위를 할 대상자를 말합니다. '불특정 다수'로 설정할 수도 있지만, 포스터의 내용에 따라 '중, 고등학생', '초등학생', '안산지역 청소년'처럼 구체적인 대상자를 설정할 수 있습니다.	
활용 방안	활용 방안 : [작성 안내] 여러분이 만든 포스터를 어떻게 활용할지 설명합니다. 예를 들면 '교내에 각 학급에 부착해 게시하고, 점심시간을 이용해 캠페인 활동을 하며, 흡연을 하는 친구에게 전달해 금연을 유도하고, 흡연을 시도하지 않은 학생들에겐 흡연 권유를 거절하는데 이용하도록 한다.'처럼 작성하면 됩니다.	

참고문헌

고등학교 성교육 학생용 워크북. 교육부.
교육부 고시 제2022-33호, [별책1]초중등교육과정 총론.
교육부 고시 제2022-33호, [별책19]고등학교교양교과교육과정.
교과 세부능력 및 특기사항 기재 도움 자료, 2020, 교육부, 17개 시도교육청, 한국과학창의재단.
교과세특 기재 역량 강화 연수를 위한 교과세특 기재 예시 도움 자료, 2022, 교육부, 한국교육과정평가원.
김대유, 성 사랑의 길, 2023, 시간여행.
김대유(2011), 교장공모제 정책결정과정의 분석 및 교육지원청 체제 개편에 관한 연구, 교육문화연구, 5-31.
김명숙(2018), 경기도 초등학교 보건교사의 부장교사 임명제도와 운영 실태에 관한 연구, 경기대학교, 석사학위청구논문.
김민영(2016), 초등학생의 학교 보건 수업에 대한 관심도와 만족도, 경기대학교, 석사학위청구논문.
김영숙(2016), 학생 건강관리 개념과 보건교사의 직무에 관한 연구, 경기대학교, 석사학위청구논문.
김재춘·우옥영 외. 보건과목 신설을 위한 총론 및 교과 교육과정 시안 개발 연구. 2008.
김조영. 고등학생의 보건의료소비자 알 권리 인식과 실행에 관한 연구. 2017.
김혜진(2019), 팀기반 학습(TBL)을 활용한 학생중심 흡연예방 보건수업 연구, 한국보건교육학회지, 5(1), 19-68.
김희숙(2018), 초등학교 5학년의 성폭력 통념에 대한 인식, 경기대학교, 석사학위청구논문.
박상애(2016), 보건교사의 교권침해에 관한 사례연구, 경기대학교, 석사학위청구논문.
박병옥(2017), 초등학교 6학년의 이성교제와 성태도, 경기대학교, 석사학위청구논문.
박소영(2017), 우리나라 학교보건정책의 패러다임 전환 연구, 경기대학교, 석사학위청구논문.
보건교사 교권자료집(개정판). 2018. (사)보건교육포럼.
서현의(2017), 중학교 여학새의 흡연에 관한 연구, 경기대학교, 석사학위청구논문.
(사)보건교육포럼 창립 10주년 기념 백서) 아름다운 성장 보건교육과 함께. 2018. (사)보건교육포럼.
안다라(2021), 보건교사의 학교 코로나19 팬데믹 대응 경험에 대한 내러티브 탐구, 경기대학교.
윤혜정. 2008·2009·2015 중학교 보건교육과정 비교 연구. 2016.
우옥영(2008), 교육과정 결정구조연구-보건교과 의제화, 학교보건법 입법, 동국대학교, 석사학위청구논문.

Chapter 3. 참고자료

우옥영(2012), 교육과정 조정에 관한 연구-보건교과 도입과정을 중심으로-, 동국대학교, 박사학위청구논문.
우옥영, 아이들의 선택권을 보장하는 학점제 도입 방안-사교육 및 획일적 서열 교육을 탈피하여 배움이 행복한 학교를 -, 2017, 한국보건교육학회지.
우옥영 외, 2022 개정 보건과 교육과정 시안(최종안) 개발 연구, 교육부.
우옥영 외, 보건교육포럼 고교학점제 보건과 교육 가이드북, 2022, (사)보건교육포럼.
우옥영 외, 고등학교 보건(교과서), 2022, 와이비엠.
우옥영, 김혜진, 백경화. 응급처치 나도 할 수 있어. 2021. 서울특별시 교육청 학교보건 진흥원.
우윤미(2016), 보건교사의 법적 직무에 관한 연구, 경기대학교, 석사학위청구논문.
유영미(2016), 고등학교 보건동아리 활동에 관한 연구, 경기대학교, 석사학위청구논문.
이만석 외, 세특 준비하고 대학가자 1권, 2020, 올드앤뉴.
이선희(2017), 보건교사로 살아가기에 관한 내러티브 탐구, 경기대학교, 석사학위청구논문.
이은희(2021), 학교규모에 따른 보건교사의 직무만족도연구-경기지역 초등학교 보건교사를 중심으로-,경기대학교, 석사학위청구논문.
장지영(2016), 보건교사 자격제도에 관한 보건교사 인식 연구, 경기대학교, 석사학위청구논문.
추연경(2021), 보건실 방문 중 고등학생의 건강문제와 중재에 대한 중등보건교사의 인식 연구, 경기대학교, 석사학위청구논문.
추은영(2017), 혁신하교 성교육 보건수업 프로젝트 사례연구, 경기대학교, 석사학위청구논문.
코로나19 감염 대책 토론회-제1회 정치평론포럼- 2020. (사)보건교육포럼.
흡연예방 워크북(초등). 2016.8. (사)보건교육포럼. YBM.
흡연예방 워크북(중등). 2016.8. (사)보건교육포럼. YBM.
한국 보건교육 학회지 제2권 제1호. 2016.6.30. 한국보건교육학회.
한국 보건교육 학회지 제4권 제1호. 2018.6.30. 한국보건교육학회.
한국 보건교육 학회지 제5권. 2019.6.28. 한국보건교육학회.
한효령(2017), ADHD 초등학생의 질병경험에 대한 내러티브 탐구, 경기대학교, 석사학위청구논문.
함께 만드는 행복한 보건수업. 2011.9. (사)보건교육포럼.
2015년 한국보건교육학회 추계학술 대회 및 보건수업 건강관리 연구 발표회. 2015. 한국보건교육학회.
2020년 한국보건교육학회 추계학술 대회 자료집. 2020. 한국보건교육학회. (사)보건교육포럼.
2023학년도 학교생활기록부 기재요령-고등학교.
물꼬방 송승훈 선생님의 블로그.

보건과 세특 가이드 북

초판인쇄 : 2023년 9월 8일
2쇄인쇄 : 2024년 10월 1일
발 행 처 : (사)보건교육포럼 출판사, www.gsy.or.kr
발 행 인 : 우옥영 ((사)보건교육포럼 이사장, 경기대 교수)
기   획 : 우옥영, 김진선, 김혜진, 김영숙
편   집 : 김혜진, 김진선
자   문 : 김대유 (서영대학교 교수)
주   소 : 서울특별시 종로구 사직로8길 24, 오피스텔 1014호
T E L : 02-723-7274
F A X : 02-723-7275